肘后备急方

晋·葛洪　原著

王均宁　点校

天津出版传媒集团

天津科学技术出版社

图书在版编目（CIP）数据

肘后备急方/（晋）葛洪原著；王均宁点校 . -- 天津
：天津科学技术出版社，2000.5（2024.10重印）
（实用中医古籍丛书）
ISBN 978-7-5308-2866-3

Ⅰ.①肘… Ⅱ.①葛…②王… Ⅲ.①方书－中国－
晋代 Ⅳ.① R289.337.2

中国版本图书馆 CIP 数据核字（2011）第 063147 号

肘后备急方
ZHOUHOU BEIJI FANG
责任编辑：胡艳杰

出　　版：天津出版传媒集团
　　　　　天津科学技术出版社
地　　址：天津市西康路 35 号
邮　　编：300051
电　　话：（022）23332695
网　　址：www.tjkjcbs.com.cn
发　　行：新华书店经销
印　　刷：天津印艺通制版印刷股份有限公司

开本 787×1092　1/32　印张 13.125　字数 157 000
2024 年 10 月第 1 版第 9 次印刷
定价：58.00 元

内容提要

　　《肘后备急方》，东晋著名医家葛洪撰，是我国现存较早、实用价值较高的一部方书。全书共八卷，所论疾病包括急性传染病、各脏器急慢性疾患以及外科、妇科、儿科、口腔、眼科等病证。每病皆论及病候，略记病因，审明治法，依法立方，据方配药，并兼以针灸。用方药简易得，价廉而效；针灸不言腧穴，只言分寸，明了实用，因此实用价值颇高。自唐宋以来多被《千金方》《外台秘要》《证类本草》及《本草纲目》等著名医学文献所引用，陶弘景称其"播于海内，因而济者，其效实多"，所以本书不仅是一部临床实用的方书，而且是研究中国医药学史的珍贵医学文献。

点校说明

《肘后备急方》原名《肘后卒救方》，为东晋著名医家葛洪所撰，是我国古代较早、实用价值较高的一部方书。葛洪字稚川，自号抱朴子，丹阳句容（今属江苏）人，东晋著名医学家、炼丹家、道教理论家。英国学者李约瑟称其为"最伟大的博物学家和炼金术士"。葛氏精医学，博览经方，尝见戴霸、华佗所集《金匮绿囊》、崔中书《黄素方》及阮河南等百家杂方近千卷，患其混杂烦重，有求难得，故"收拾奇异，捃拾群遗，选而集之"，撰《玉函方》一百卷，分别病名，使种类殊分，以类相续，不致杂错。又见诸家各作备急，既不能穷诸病状，兼多珍贵之药，非贫家野居所能立办，遂自《玉函方》中采其"单行径易,约而易验""率多易得之药"而成《肘后卒救方》,众急之病,莫不毕备。所录诸病,均论及病候,略记病源,审明治法,依法立方,按方配药,且"兼之以灸,灸但言其分寸,不名孔穴",故虽不精医者,习之亦能了其所用。陶弘景谓其:"播于海内,因而济者,其效实多。"

《肘后备急方》是一部价值较高的方书,自唐宋以来多被《备急千金要方》《外台秘要》《艺文类聚》《证类本草》《医心方》《医方类聚》及《本草纲目》等著名医学文献所引用,至北宋时又流传至海外。但由于年湮代革,内容难免有错落遗失,后经梁·陶弘景增补缺佚,得101 首,名为《肘后百一方》,金·杨用道又据唐慎微《证类本草》所载附方摘录增入,名为《附广肘后备急方》。本书刊刻本较多,现存本内容互有增损,文字亦有错讹衍倒,此次校点整理,以明·万历刘自化刊本为底本,以明·正统道藏本(涵芬楼影印)、清乾隆《四库全书》写本为校本,以东汉·张机《伤寒论》(明·赵开美复刻宋本)、唐·孙思邈《备急千金要方》(日本江户医学影宋本)、唐·王焘《外台秘要》(人民卫生出版社影印本)、宋·唐慎微《证类本草》(人民卫生出版社影张存惠原刻晦明轩本)、明·李时珍《本草纲目》(人民卫生出版社校点本)及日·丹波康赖《医心方》(日本江户医学影本)为他校本进行校勘。具体说明如下。

一、本次校勘综合运用对校、本校、他校、理校的四校法,对原文中的衍、脱、误、倒,分别予以删、补、改、乙,并出校记于该页之末。底本与校本义通词异者,悉仍其旧。

二、本书对少量生僻字、词酌加简明训释。

三、书中中药名，系古今用字不同者，均据《中华人民共和国药典》（1995年版）及《中华本草》予以径改，如杏人改杏仁、兔丝改菟丝、黄檗改黄柏、黄耆改黄芪、斑（班）猫改斑蝥、秦胶改秦艽等。凡有二味以上药物组成的方剂，其药物的炮制方法均加括号以示之。

四、原书中的繁体字、异体字、常用的通假字，均直接改为规范的简化字。原书中明显的误字、俗字径予改正。

五、书中有关咒法等带有迷信色彩的内容，为保持该书原貌，姑存其旧。

六、原书中的方位词"右"表示文序者，因版式改为横排，一律径改为"上"。

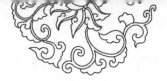

葛仙翁肘后备急方序

医有方古也,古以来著方书者,无虑数十百家,其方殆未可以数计,篇帙浩瀚,苟无良医师,安所适从? 况穷乡远地,有病无医,有方无药,其不罹夭折者几希。丹阳葛稚川,夷考古今医家之说,验其方简要易得,针灸分寸易晓,必可以救人于死者,为《肘后备急方》,使有病者得之,虽无韩伯休,家自有药,虽无封君达,人可为医,其以备急固宜。华阳陶弘景曰:葛之此制,利世实多,但行之既久,不无谬误,乃著《百一方》,疏于备急之后,讹者正之,缺者补之,附以炮制、服食诸法,纤悉备具,仍区别内、外、他犯为三条,可不费讨寻,开卷见病,其以备急益宜。葛、陶二君,世共知为有道之士,于学无所不贯,于术无所不通,然犹积年仅成此编。盖一方一论,已试而后录之,非徒采其简易而已,人能家置一帙,遇病得方,方必已病,如历卞和之肆,举皆美玉,入伯乐之厩,无非骏足,可以易^①而忽之邪? 葛自序云:人能起信,可免夭横。意可见矣。自天地大变,此方湮没几绝,间一存者,閟以自宝,是岂制方本意? 连帅乌侯,夙多疹^②疾,宦学之余,留心于医药。前按察河南北道,得此方于平乡郭氏,郭之妇翁得诸汴之掖庭^③,变乱之际,与身存亡,未尝轻以示人,迨今而出焉,天也。侯命工刻之,以趣其成,唯恐病者见方之晚也。虽然方之显晦,而人之生死休戚系焉,出自有时,而隐痛恻怛,如是其急者,不忍人之心也。有不忍人之心,斯有不忍人之政矣。则侯

① 易:轻视。《集韵·真韵》:"易,轻也。"《史记·高祖本纪》:"高祖为亭长,素易诸吏,乃绐为谒曰'贺钱万',实不持一钱。"

② 疹:疾病,《广韵·屑韵》:"疹,疾也。"

③ 掖庭:掖,宫殿正宫两旁小门,清·高翔麟《说文字通》:"掖,宫旁舍也。"掖庭,宫中旁舍,妃嫔所居。《汉书·杜延年传》:"时宣帝养于掖庭,号皇曾孙。"

之仁斯民也，岂直一方书而已乎？方之出，乃吾仁心之发见者也。因以序见命，特书其始末，以告夫未知者。

至元丙子季秋稷亭段成己题。

葛仙翁肘后备急方序

亦名《肘后卒救方》，隐居又名《百一方》

抱朴子丹阳葛稚川曰：余既穷览坟索，以著述余暇，兼综术数，省仲景、元化、刘戴秘要、金匮、绿秩、黄素方近将千卷，患其混杂烦重，有求难得，故周流华夏九州之中，收拾奇异，捃拾遗逸，选而集之，使种类殊分，缓急易简，凡为百卷，名曰《玉函》。然非有力不能尽写，又见周甘唐阮诸家各作备急，既不能穷诸病状，兼多珍贵之药，岂贫家野居所能立办？又使人用针，自非究习医方素识明堂流注者，则身中荣卫尚不知其所在，安能用针以治之哉？是使鸮雁挚击，牛羊搏噬，无以异也。虽有其方，犹不免残害之疾，余今采其要约，以为《肘后救卒》三卷，率多易得之药，其不获已须买之者，亦皆贱价，草石所在皆有。兼之以灸，灸但言其分寸，不名孔穴,凡人览之,可了其所用,或不出乎垣篱之内,顾眄可具。苟能信之,庶免横祸焉。世俗苦于贵远贱近,是古非今,恐见此方,无黄帝、仓公、和、鹊、踰跗之目不能采用,安可强乎?

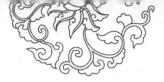

华阳隐居补阙肘后百一方序

太岁庚辰隐居曰：余宅身幽岭，迄将十载，虽每植德施功，多止一时之设，可以传方远裔者，莫过于撰述，见《葛氏肘后救卒》，殊足申一隅之思。夫生人所为大患，莫急于疾。疾而不治，犹救火而不以水也。今辇掖左右，药师易寻，郊郭之外，已似难值。况穷村迥野，遥山绝浦，其间枉夭，安可胜言？方术之书，卷轴徒烦，拯济殊寡，欲就披览，迷惑多端，抱朴此制，实为深益。然尚阙漏未尽，辄更采集补阙，凡一百一首，以朱书甄别，为《肘后百一方》，于杂病单治，略为周遍矣。昔应琚为百一诗，以箴规心行，今余撰此，盖欲卫辅我躬，且《佛经》云：人用四大成身，一大辄有一百一病。是故深宜自想，上自通人，下达众庶，莫不各加缮写，而究括之，余又别撰《效验方》五卷，具论诸病证候①，因药变通，而并是大治，非穷居所资，若华轩鼎室，亦宜修省耳。葛序云可以施于贫家野居，然亦不止如是，今搢绅君子，若常处闲佚，乃可披检方书，或从禄外邑，将命遐征，或宿直禁门闱，晨宵隔绝，或急速戎阵，城栅严阻，忽遇疾仓卒，唯拱手相看，曷若探之囊笥，则可庸竖成医。故备论证候，使晓然不滞，一披条领，无使过差也。寻葛氏旧方，至今已二百许年，播于海内，因而济者其效实多。余今重以该要，庶亦传之千祀，岂止于空卫我躬乎？旧方都有八十六首，检其四蛇两犬，不假殊题；喉舌之间，亦非异处；入家御气，不足专名；杂治一条，犹是诸病部类。强致殊分，复成失例，今乃配合为七十九首，于本文究具都无忖减，复添二十二首，或因葛一事，

① 候：道藏本作"徒"，连下读。

增构成篇,或补葛所遗,准文更撰,具如后录,详悉自究。先次比诸病,又不从类,遂具劳复[1]在伤寒前,霍乱置耳目后。阴易之事,乃出杂治中,兼题与篇名不尽相符,卒急之时,难于寻检,今亦复其铨次,庶历然易晓。其解散脚弱、虚劳、渴痢、发背、呕血,多是贵胜之疾;其伤寒中风,诊候最难分别,皆应取之于脉,岂凡庸能究?今所载诸方,皆灼然可用,但依法施治,无使违逆。其痈疽金疮,形变甚众,自非具方,未易根尽。其妇女之病,小儿之病,并难治之,方法不少,亦载其纲要。云:凡此诸方,皆是撮其枢要,或名医垂记,或累世传良,或博闻有验,或自用得力,故复各题秘要之说,以避文繁。又用药有旧法,亦不复假事事诠诏,今通立定格,共为成准,凡服药不言先食者,皆在食前,应食后者,自各言之。凡服汤云三服再服者,要视病源准候,或疏

---

① 劳复:原作"复劳",据文义乙正。

或数，足令势力相及。毒利药，皆须空腹，补泻其间，自可进粥。凡散日三者，当取旦、中、暮进之。四五服，则一日之中，量时而分均也。凡下丸散，不云酒水饮者，本方如此，而别说用酒水饮，则是可通用三物服也。凡云分等，即皆是丸散，随病轻重所须，多少无定，铢两三种五种，皆分均之分两。凡云丸散之若干分两者，是品诸药，宜多宜少之分两，非必止于若干分两。假令日服三方寸匕，须差止，是三五两药耳。凡云末之，是捣筛如法。㕮咀者，皆细切之。凡云汤煮取三升，分三服，皆绞去滓，而后酌量也。字方中用鸟兽屎作"矢"字，尿作"溺"字，牡鼠亦作"雄"字，乾作"干"字。凡云钱匕者，以大钱上全抄之，若云半钱，则是一钱抄取一边尔，并用五铢钱也。方寸匕，即用方一寸抄之可也。刀圭准如两大豆。炮、熬、炙、洗治诸药，凡用半夏，皆汤洗五六度，去滑；附子、乌头炮去皮,有生用者,随方言之;矾石熬令汁尽,椒皆出汗,麦门冬皆去心,丸散用胶皆炙;巴豆皆去心皮熬,有生用者,随而言之;杏仁去尖皮熬,生用者言之;葶苈皆熬,皂荚去皮子,藜芦、枳壳、甘草皆炙,大枣、栀子擘破,巴豆、桃杏仁之类,皆别研捣如膏,乃和之;诸角皆屑之,麻黄皆去节。凡汤中用芒硝、阿胶、饴糖,皆绞去滓,内汤中,更微煮令消;红雪、朴硝等皆状此而入药也。用麻黄即去节,先煮三五沸,掠去沫后,乃入余药。凡如上诸法,皆已具载在余所撰《本草》上卷中。今之人有此《肘后百一》者,未必得见《本草》,是以复疏方中所用者载之,此事若非留心药术,不可尽知,则安得使之不僻缪也? 案病虽千种,大略只有三条而已,一则腑脏经络因邪生疾,二则四肢九窍内外交媾,三则假为他物横来伤害。此三条者,今各以类而分别之,贵图仓卒之时,披寻简易故也。今以内疾为上卷,外发为中卷，他犯为下卷，具列之云：

上卷三十五首治内病。

中卷三十五首治外发病。

下卷三十一首治为物所苦病。

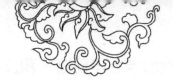

附广肘后方序

　　昔伊尹著《汤液》之论,周公设医师之属,皆所以拯救民疾,俾得以全生而尽年也。然则古之贤臣爱其君以及其民者,盖非特生者遂之而已。人有疾病,坐视其危苦,而无以救瘵①之,亦其心有所不忍也。仰惟国家受天成命,统一四海,主上以仁覆天下,轻税损役,约法省刑,蠲积负,柔远服,专务以德养民,故人臣奉承于下,亦莫不以体国爱民为心,惟政府内外宗公,协同辅翼,以共固天,保无疆之业,其心则又甚焉于斯时也。盖民罹兵火,获见太平,边境宁而盗贼息矣,则人无死于锋镝之虑;刑罚清而狴犴空矣,则人无死

---

　　① 瘵:同"疗"。《说文·疒部》:"瘵,治也。从疒,乐声。"《龙龛手鉴·疒部》:"瘵,古疗字。"

于桎梏之忧；年谷丰而畜①积富矣，则人无死于沟壑之患。其所可虞者，独民之有疾病天伤而已。思亦有以救之，其不在于方书矣乎？然方之行于世者多矣，大编广集，奇药群品，自名医贵胄，或不能以兼通而卒具，况可以施于民庶哉？于是行省乃得乾统间所刊《肘后方》善本，即葛洪所谓皆单行径易，约而已验，篱陌之间，顾眄皆药，家有此方，可不用医者也。其书经陶隐居增修而益完矣。既又得唐慎微《证类本草》，其所附方，皆洽见精取，切于救治，而卷帙尤为繁重，且方随药著，检用卒难，乃复摘录其方，分以类例，而附于《肘后》随证之下，目之曰《附广肘后方》，下监俾更加雠次，且为之序，而刊行之。方虽简要而该病则众，药多易求而论效则远，将使家自能医，人无天横，以溥济斯民

① 畜：积，积蓄；积聚。后作"蓄"。《易·序卦》："比必有所畜，故受之以《小畜》。"陆德明释文："畜，本亦作蓄。"唐·李公佐《谢小娥传》："小娥父畜巨产，隐名商贾间。"

于仁寿之域。以上广国家博施爱物之德，
其为利岂小补哉。

　　皇统四年十月戊子儒林郎汴京国子监
博士杨用道谨序

鹿鸣山续古序

观夫古方药品分两,灸穴分寸不类者,盖古今人体大小或异,脏腑血脉亦有差焉,请以意酌量药品分两,古序已明,取所服多少配之,或一分为两,或二铢为两,以盏当升可也。如中卷末紫丸方,代赭、赤石脂各一两,巴豆四十,杏仁五十枚,小儿服一麻子,百日者一小豆且多矣。若两用二铢四絫,巴豆四,杏仁五枚,可疗十数小儿,此其类也。灸之分寸,取其人左右中指中节可也。其使有毒狼虎性药,乃急救性命者也,或遇发毒,急掘地作小坑,以水令满,熟搅稍澄,饮水自解,名为地浆。特加是说于品题之后尔。

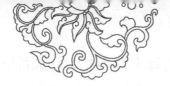

刻葛仙翁肘后备急方序

尝观范文正曰：不为良相，则愿为良医。而陆宣公之在忠州，亦惟手校方书。每叹其济人之心，先后一揆古人之志，何如其深且远也。予少不习医，而济人一念，则耿耿于中，每见海内方书，则购而藏之，方之效者，则珍而录之，以为庶可济人之急。然以不及见古人奇方为恨，尤愧不能为良医，虽藏之多，而无所决择也。今年之夏，偶以巡行至均，游武当，因阅道藏，得《肘后备急方》八卷，乃葛稚川所辑，而陶隐居增补之者，其方多今之所未见，观二君之所自为序，积以年岁仅成此编，一方一论，皆已试而后录之，尤简易可以应卒，其用心亦勤，其选之亦精矣。矧二君皆有道之士，非世良医可比，得其方书而用之中病，固不必为医，可以知药，不必择方，可以知医，其曰：苟能起信，可免

I

天横。信其不我欺也，因刻而布之，以快予济人之心云。

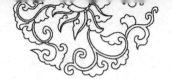

目　　录

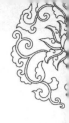

卷之一

救卒中恶死方第一

救卒死，或先病痛，或常居寝卧，奄忽而绝，皆是中死①。救之方

一方，取葱黄心刺其鼻，男左女右，入七八寸。若使目中血出，佳。扁鹊法同，是后吹耳条中，葛当②言此云吹鼻，故别为一法。

又方，令二人以衣壅口，吹其两耳，极则易。又可以筒吹之，并捧其肩上，侧身远之，莫临死人上。

又方，以葱叶刺耳，耳中、鼻中血出者莫怪，无血难治，有血是候。时当捧两手忽放之，须臾死人自当举手捞人，言痛乃

---

① 中死：四库本作"中恶"，《外台》作"中恶之类"。

② 当：四库本作"尝"。

止,男刺左鼻中①,女刺右鼻中,令入七八寸余,大效。亦治自缢死,与此扁鹊方同。

又方,以绵渍好酒中,须臾置死人鼻中,手按令汁入鼻中,并持其手足,莫令惊。

又方,视其上唇里弦弦者有白②如黍米大,以针决去之。

又方,以小便灌其面,数回即能语。此扁鹊方法。

又方,取皂荚如大豆,吹其两鼻中,嚏则气通矣。

又方,灸其唇下宛宛中承浆穴,十壮,大效矣。

又方,割雄鸡颈③取血,以涂其面,干复涂,并以灰营死人一周。

又方,以管吹下部,令数人互吹之,气通则活。

又方,破白犬以搨心上。无白犬,白

---

① 中:原脱,据文义补。

② 弦弦者有白:《外台》作"弦有青息肉"。

③ 鸡颈:《证类本草》作"鸡冠"。

鸡亦佳。

又方，取雄鸭就死人口上，断其头，以热血沥口中，并以竹筒吹其下部，极则易人，气通下即活。

又方，取牛马粪尚湿者，绞取汁，灌其口中，令入喉，若口已噤者，以物强发之，若不可强者，乃扣齿下。若无新者，以人溺解干者①绞取汁。此扁鹊云。

又方，以绳围其死人肘腕，男左女右，毕，伸绳从背上大槌度以下，又从此灸，横行各半绳，此法三灸各三，即起。

又方，令爪其病人人中取醒。不者，卷其手灸下纹头，随年。

又方，灸鼻②人中，三壮也。

又方，灸两足大指爪甲聚毛中七壮③。此华佗法。一云三七壮。

又方，灸脐中，百壮也。

卷之一

003

---

① 以人溺解干者:《外台》作"以水若人尿和干者"。

② 鼻:《外台》此下有"下"字。

③ 七壮:《外台》作"二七壮"。

扁鹊法又云：断豚尾，取血饮之，并缚豚以枕之，死人须臾活。

又云：半夏末如大豆，吹鼻中。

又方，捣女青屑重一钱匕，开口内喉中，以水苦酒，立活。

按：此前救卒死四方并后尸厥事，并是魏大夫传中正一真人所说，扁鹊受长桑公子法。寻此传出世，在葛后二十许年，无容知见，当是斯法久已在世，故或言楚王，或言赵王，兼立语次第，亦参差故也。

又，张仲景诸要方

捣薤汁，以灌鼻中。

又方，割丹雄鸡冠血，管吹内鼻中。

又方，以鸡冠及血涂面上，灰围四边，立起。

又方，猪脂如鸡子大，苦酒一升，煮沸，以灌喉中。

又方，大豆二七枚，以鸡子白并酒和，尽以吞之。

救卒死而壮热者

矾石半斤，水一斗半，煮消以渍脚，令没踝。

救卒死而目闭者

骑牛临面，捣薤汁，灌之耳中，吹皂荚鼻中，立效。

救卒死而张目及舌[①]者

灸手足两爪后十四壮了，饮以五毒诸膏散有巴豆者。

救卒死而四肢不收，矢便者

马矢一升，水三斗，煮取二斗以洗之。又取牛洞一升，温酒灌口中。洞者，稀粪也。灸心下一寸，脐上三寸，脐下四寸，各一百壮，差。

若救小儿卒死而吐利，不知是何病者

马矢一丸，绞取汁以吞之。无湿者，水煮取汁。

又有备急三物丸散及裴公膏，并在后

---

① 张目及舌：四库本作"张目及吐舌"，《外台》作"张目反折"，《金匮》作"张口反折"。

备急药条中，救卒死尤良，亦可临时合用之。凡卒死中恶及尸厥，皆天地及人身自然阴阳之气，忽有乖离否隔，上下不通，偏竭所致。故虽涉死境，犹可治而生，缘气未都竭也，当尔之时，兼有鬼神于其间，故亦可以符术而获济者。

附方

扁鹊云：中恶与卒死鬼击亦相类，已死者，为治皆参用此方。

捣菖蒲生根绞汁，灌之立差。尸厥之病，卒死脉犹动，听其耳中如微语声，股间暖是也，亦此方治之。

孙真人治卒死方。

以皂角末吹鼻中。

救卒死尸厥方第二

尸厥之病，卒死而脉犹动，听其耳中循循如啸声，而股间暖是也。耳中虽然啸声而脉动者，故当以尸厥救之。方以管吹其左耳中极三度，复吹右耳三度，活。

又方，捣干菖蒲，以一枣核大著其舌下。

又方，灸鼻人中，七壮，又灸阴囊下去下部一寸，百壮。若妇人，灸两乳中间。又云：爪刺人中良久，又针人中至齿，立起。

此亦全是魏大夫传中扁鹊法，即赵太子之患。

又，张仲景云：尸一厥，脉动而无气，气闭不通，故静然而死也

以菖蒲屑内鼻两孔中，吹之，令人以桂屑著舌下。又云扁鹊法，治楚王效。

又方，剔左角发方二寸，烧末，以酒灌令入喉，立起也。

又方，以绳围其臂腕，男左女右，绳从大椎上度，下行脊上，灸绳头五十壮活。此是扁鹊秘法。

又方，熨其两胁下，取灶中墨如弹丸，

浆水和饮之。须臾三四,以管吹耳中,令三四人更互吹之。又,小管吹鼻孔,梁上尘如豆,著中吹之令入,差。

又方,白马尾二七茎,白马前脚目二①枚,合烧之,以苦酒丸如小豆,开口吞二丸,须臾服一丸。

又方,针百会,当鼻中入发际五寸,针入三分,补之。针足大指甲下肉侧去甲三分,又针足中指甲上各三分,大指之内去端韭叶。又针手少阴锐骨之端各一分。

又方,灸膻中穴,二十八壮。

救卒客忤死方第三

客忤者,中恶之类也,多于道门门外得之,令人心腹绞痛胀满,气冲心胸。不即治,亦杀人。救之方

灸鼻人中三十壮,令切鼻柱下也。以水渍粳米,取汁一二升饮之。口已噤者,以物强发之。

① 二:道藏本作"一"。

又方，捣墨，水和服一钱匕。

又方，以铜器若①瓦器，贮热汤，器著腹上。转冷者，撤去衣，器亲肉。大冷者，易以热汤，取愈则止。

又方，以三重衣著腹上，铜器著衣上，稍稍少许茅于器中烧之，茅尽益之，勿顿多也，取愈乃止。

又方，以绳横度其人口，以度其脐去四面各一处，灸各三壮，令四火俱起，差。

又方，横度口中折之，令上头著心下，灸下头五壮。

又方，真丹方寸匕，蜜三合，和服。口噤者，折齿下之。

扁鹊治忤，有救卒符，并服盐汤法，恐非庸世所能，故不载。而此病即今人所谓中恶者，与卒死鬼击亦相类，为治皆参取而用之

已死者，捣生菖蒲根，绞取汁，含之

① 若：连词，表示选择关系，相当于"或""或者"。《左传·定公元年》："若从践士，若从宋，亦唯命。"

立差。

卒忤停尸不能言者

桔梗，烧二枚末之，服。

又方，末细辛、桂分等，内口中。

又方，鸡冠血和真朱，丸如小豆，内口中，与三四枚差。

若卒口噤不开者

末生附子，置管中吹内舌下，即差矣。

又方，人血和真朱，如梧桐子大二丸，折齿纳喉中，令下。

华佗，卒中恶短气欲死

灸足两拇指上甲后聚毛中，各十四壮，即愈。未差，又灸十四壮。前救卒死方，三七壮，已有其法。

又，张仲景诸要方

麻黄四两，杏仁七十枚，甘草一两。以水八升，煮取三升，分令咽之，通治诸感忤。

又方，韭根一把，乌梅二十个，茱萸半斤。以水一斗煮之，以病人栉内中，三沸，栉浮者生，沉者死。煮得三升，与饮之。

又方，桂一两，生姜三两，栀子十四枚，豉五合。捣，以酒三升搅，微煮之，味出去滓，顿服取差。

飞尸走马汤

巴豆二枚，杏仁二枚。合绵缠，椎令碎，著热汤二合中，指捻令汁出①，便与饮之，炊间顿下饮，差，小量之②。通治诸飞尸、鬼击。

又有诸丸散，并在备急药中。客者客也，忤者犯也，谓客气犯人也。此盖恶气，治之多愈，虽是气来鬼鬼毒厉之气，忽逢触之其衰歇，故不能如自然恶气治之。入身而侵克脏腑经络，差后犹宜更为治，以消其余势。不尔，亟终为患，令有时辄发。

附方

《外台秘要》治卒客忤停尸不能言。

细辛、桂心等分，内口中。

---

① 出：此下《医心方》有"正白"二字。

② 小量之：《医心方》作"老小量之"。

又方，烧桔梗二两，末，米饮服，仍吞麝香如大豆许佳。

《广利方》治卒中客忤垂死。

麝香一钱，重研，和醋二合，服之即差。

治卒得鬼击方第四

鬼击之病，得之无渐，卒著如人刀刺状，胸胁腹内绞急切痛，不可抑按，或即吐血，或鼻中出血，或下血，一名鬼排。治之方

灸鼻下人中一壮，立愈。不差，可加数壮。

又方，升麻、独活、牡桂分等。末，酒服方寸匕，立愈。

又方，灸脐下一寸三壮①。

又方，灸脐上一寸七壮，及两踵白肉际，取差。

又方，熟艾如鸭子大三枚，水五升，煮

---

① 三壮：道藏本作"二壮"。

取二升，顿服之。

又方，盐一升，水二升，和搅饮之，并以冷水噢之，勿令即得吐，须臾吐，即差。

又方，以粉一撮，著水中搅，饮之。

又方，以淳酒①吹内两鼻中。

又方，断白犬一头，取热犬血一升饮之。

又方，割鸡冠血以沥口中，令一咽，仍②破此鸡以搶心下，冷乃弃之于道边。得乌鸡弥佳妙。

又方，牛子矢一升，酒三升，煮服之。大牛亦可用之。

又方，刀鞘三寸，烧末，水饮之。

又方，烧鼠矢，末，服如黍米。不能饮之，以少水和内口中。

又有诸丸散，并在备急药条中。今

---

① 淳酒：《外台》《医心方》皆作"淳苦酒"。

② 仍：于是，因而。《尔雅·训诂下》："仍，乃也。"

巫①实见人忽有被鬼神所摆拂者，或犯其行伍，或遇相触突，或身神散弱，或愆负所贻，轻者因而获免，重者多见死亡，犹如燕②简辈事，非为虚也。必应死，亦不可，要自不得不救尔。

附方

《古今录验》疗妖魅猫鬼，病人不肯言鬼方。

鹿角屑捣散，以水服方寸匕，即言实也。

治卒魇寐不寤方第五

卧忽不寤，勿以火照，火照之杀人，但痛啮其踵及足拇指甲际，而多唾其面即活

又治之方，末皂角，管吹两鼻中即起，三四日犹可吹。又，以毛刺鼻孔中，男左女右，展转进之。

———

① 巫：《外台》作"巫觋"。巫，旧时以装神弄鬼替人祈祷为业的人，女称巫，男称巫称觋。

② 燕：《外台》作"周宣燕"。

又方，以芦管吹两耳，并取病人发二七茎，作绳纳鼻孔中，割雄鸡冠取血，以管吹入咽喉中，大效。

又方，末灶下黄土，管吹入鼻中。末雄黄并桂，吹鼻中，并佳。

又方，取井底泥，涂目毕，令人垂头于井中，呼其姓名，即便起也。

又方，取韭捣，以汁吹鼻孔。冬月可掘取根，取汁灌于口中。

又方，以盐汤饮之，多少约在意。

又方，以其人置地，利刀画地，从肩起，男左女右，令周面①，以刀锋刺病人鼻②，令入一分，急持勿动，其人当鬼神语求哀，乃问阿谁，何故来，当自乞去，乃以指灭向所画地当肩头数寸，令得去。不可不具诘问之也。

又方，以瓦甌覆病人面上，使人疾打，破甌则窸。

---

① 令周面:《外台》作"画地令周遍讫"。

② 鼻:《外台》作"鼻下人中"。

又方，以牛蹄或马蹄①，临魇人上②，亦可治卒死。青牛尤佳。

又方，捣雄黄，细筛，管吹纳两鼻中。桂亦佳。

又方，菖蒲末，吹两鼻中，又末③内舌下。

又方，以甑带左索缚其肘后，男左女右，用余稍急绞之，又以麻缚脚，乃诘问其故，约敕解之，令一人坐头守，一人于户内呼病人姓名，坐人应曰诺在，便苏。

卒魇不觉

灸足下大指聚毛中，二十一壮。

人喜魇及恶梦者

取火死灰，著履中合枕。

又方，带雄黄，男左女右。

又方，灸两足大指上聚毛中，灸二十壮。

① 牛蹄或马蹄:《医心方》作"牛若马"。

② 上:此下《医心方》有"二百息"三字。

③ 末:此下《证类本草》《医心方》均有"桂"字。

又方，用真麝香一子于头边。

又方，以虎头枕尤佳。

辟魇寐方

取雄黄如枣核，系左腋下，令人终身不魇寐。

又方，真赤罽方一赤①，以枕之。

又方，作犀角枕佳，以青木香内枕中，并带。

又方，□治卒魇寐久，书此符于纸，烧令黑，以少水和之，内死人口中，悬鉴死者耳前打之，唤死者名，不过半日即活。

魇卧寐不寤者，皆魂魄外游，为邪所执录，欲还未得所，忌火照，火照遂不复入。而有灯光中魇者，是本由明出，但不反身中故耳。

附方

《千金方》治鬼魇不悟。

皂荚末刀圭，起死人。

---

① 赤：通"尺"。《风俗通·正失》："封者立石高一丈二赤。"

治卒中五尸方第六

五尸者飞尸、遁尸、风尸、沉尸、尸注也，今所载方兼治之，其状腹痛胀急不得气息，上冲心胸，旁攻两胁，或磈块涌起，或挛引腰脊。兼治之方

灸乳后三寸，十四壮，男左女右。不止，更加壮数，差。

又方，灸心下三寸，六十壮。

又方，灸乳下一寸，随病左右，多其壮数，即差。

又方，以四指尖其痛处，下灸指下际数壮，令人痛，上爪其鼻人中，又爪其心下一寸，多其壮，取差。

又方，破鸡子白，顿吞之。口闭者，内喉中，摇顿令下，立差。

又方，破鸡子白，顿吞七枚，不可再服。

又方，理当陆根熬，以囊贮，更番熨之，冷复易。

虽有五尸之名，其例皆相似，而有小异者。飞尸者，游走皮肤，洞穿脏腑，每发刺痛，变作无常也。遁尸者，附骨入肉，攻凿血脉，每发不可得近见尸丧，闻哀哭便作也。风尸者，淫跃四肢，不知痛之所在，每发昏恍，得风雪便作也。沉尸者，缠结脏腑，冲心胁，每发绞切，遇寒冷①便作也。尸注者，举身沉重，精神错杂，常觉惛废，每节气改变，辄致大恶。此一条，别有治，后熨也。

凡五尸，即身中尸鬼接引也，共为病害，经术甚有消灭之方，而非世徒能用。今复撰其经要，以救其敝，方

雄黄一两，大蒜一两。令相和似弹丸许，内二合热酒中服之，须臾差，未差更作。已有瘀②者，常畜③此药也。

又方，干姜、桂分等，末之，盐三指撮，熬令青，末，合水服之，即差。

---

① 冷：道藏本作"令"。

② 瘀：同"疢"。《玉篇·疒部》："瘀，俗疢字。"《集韵·稕韵》："疢，或作瘀。"《国语·越语上》："令孤子、寡妇、疾疢、贫病者，纳宦其子。"

③ 畜：积，积蓄；积聚。后作"蓄"。《易·序卦》："比必有所畜，故受之以《小畜》。"陆德明释文："畜，本亦作蓄。"唐·李公佐《谢小娥传》："小娥父畜巨产，隐名商贾间。"

又方，捣蒺藜子，蜜丸，服如胡豆二丸，日三。

又方，粳米二升，水六升，煮一沸，服之。

又方，猪肪八合，铜器煎小沸，投苦酒八合相和，顿服即差。

又方，掘地作小坎，水满中，熟搅，取汁服之。

又方，取屋上四角茅，内铜器中，以三赤布覆腹，著器布上，烧茅令热，随痛追逐，蹴下痒即差。若瓦屋，削取四角柱烧之，亦得。极大神良者也。

又方，桂一赤，姜一两，巴豆三枚。合捣末，苦酒和如泥，以敷尸处，燥即差。

又方，乌白根，锉二升，煮令浓，去滓，煎汁凡五升，则入水一两，服五合至一升，良。

又方，忍冬茎叶，锉数斛，煮令浓，取汁煎之，服如鸡子一枚，日二三服，佳也。

又方，烧乱发、熬杏仁等分。捣膏和

丸之，酒服桐子大三丸，日五六服。

又方，龙骨三分，藜芦二分，巴豆一分。捣，和井花水，服如麻子大，如法丸。

又方，漆叶，暴干捣末，酒服之。

又方，鼍肝一具，熟煮切食之，令尽。亦用蒜齑。

又方，断鳖头，烧末水服，可分为三度。当如肉者，不尽、后发更作。

又方，雄黄一分，栀子十五枚，芍药一两。水三升，煮取一升半，分再服。

又方，栀子二七枚，烧末服。

又方，干姜、附子各一两，桂二分，巴豆三十枚（去心，并生用）。捣筛，蜜和，捣万杵，服二丸，如小豆大。此药无所不治。

又，飞尸入腹刺痛死方

凡犀角、射罔、五注丸，并是好药，别在大方中。

治卒有物在皮中如虾蟆，宿昔下入腹中如杯不动摇，掣痛不可堪，过数日即煞

人方

巴豆十四枚,龙胆一两,半夏、土瓜子各一两,桂一斤半。合捣碎,以两布囊贮蒸热,更番以熨之。亦可煮饮少少服之。

此本在杂治中,病名曰阴尸,得者多死。

治尸注鬼注方第七

尸注鬼注病者,葛云即是五尸之中尸注,又挟诸鬼邪为害也。其病变动,乃有三十六种至九十九种,大略使人寒热,淋沥,恍恍默默,不的知其所苦,而无处不恶,累年积月,渐就顿滞,以至于死,死后复传之旁人,乃至灭门。觉知此候者,便宜急治之。方

取桑树白皮曝干,烧为灰,得二斗许,著甑中蒸,令气溲便下,以釜中汤三四斗,淋之又淋,凡三度,极浓止,澄清,取二斗,以渍赤小豆二斗一宿,曝干,干复渍灰,汁尽止,乃湿蒸令熟,以羊肉若鹿肉作羹,进

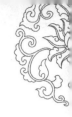

此豆饭，初食一升至二升，取饱满。微者三四斗愈，极者七八斗。病去时，体中自觉疼痹淫淫。或若根本不拔，重为之，神验也。

又方，桃仁五十枚，破研，以水煮取四升，一服尽当吐。吐，病不尽，三两日更作。若不吐，非注。

又方，杜蘅一两，茎一两，人参半两许，瓟子二七枚，松萝六铢，赤小豆二七枚。捣末散，平旦温服方寸匕，晚当吐百种物，若不尽，后更服之也。

又方，獭肝一具，阴干捣末，水服方寸匕，日三。一具未差，更作。姚云神良。

又方，朱砂、雄黄各一两，鬼臼、茵草各半两，巴豆四十枚（去心皮），蜈蚣两枚。捣，蜜和丸，服如小豆。不得下，服二丸，亦长将行之。姚氏烧发灰、熬杏仁紫色分等，捣如脂，猪脂和，酒服梧桐子大，日三服，差。

又有华佗狸骨散、龙牙散、羊脂丸诸

大药等，并在大方中，及成帝所受淮南丸，并疗痉易灭门。

女子小儿多注车、注船，心闷乱，头痛，吐，有此瘵者，宜辟方

车前子、车下李根皮、石长生、徐长卿各数两分等。粗捣，作方囊贮半合，系衣带及头；若注船，下暴惨，以和此共带之。又临入船，刻取此船，自烧作屑，以水服之。

附方

《子母秘录》治尸注。

烧乱发，如鸡子大，为末，水服之差。

《食医心镜》主传尸鬼气，咳嗽，痎癖，注气，血气不通，日渐羸瘦方。

桃仁一两，去皮尖杵碎，以水一升半煮汁，著米煮粥，空心食之。

治卒心痛方第八

治卒心痛

桃白皮煮汁，宜空腹服之。

又方，桂末，若干姜末，二药并可单用，温酒服方寸匕，须臾六七服，差。

又方，驴矢，绞取汁五六合，及热顿服，立定。

又方，东引桃枝一把，切，以酒一升，煎取半升，顿服大效。

又方，生油半合，温服，差。

又方，黄连八两，以水七升，煮取一升五合，去滓，温服五合，每日三服①。

又方，当户以坐，若男子病者，令妇人以一杯水以饮之；若妇人病者，令男子以一杯水以饮之，得新汲水尤佳。又，以蜜一分，水二分，饮之益良也。

又方，败布裹盐如弹丸，烧令赤，末，以酒一盏服之。

---

① 三服：此下《外台》有"忌猪肉、冷水"几字。

又方，煮三沸汤一升，以盐一合^①搅饮之。若无火作汤，亦可用水^②。

又方，闭气忍之数十度，并以手大指按心下宛宛中，取愈。

又方，白艾成熟者三升，以水三升，煮取一升，去滓，顿服之。若为客气所中者，当吐之虫物。

又方，苦酒一杯^③，鸡子一枚，著中合搅，饮之。好酒亦可用。

又方，取灶下热灰，筛去炭分，以布囊贮，令灼灼尔，便更番以熨痛上，冷，更熬热。

又方，蒸大豆，若煮之，以囊贮，更番熨痛处，冷复易之。

又方，切生姜若干姜半升，以水二升，煮取一升，去滓，顿服。

又方，灸手中央长指端，三壮。

① 合：此上《外台》有"升"字。

② 亦可用水：《外台》作"仍可用水盐或半升服之"。

③ 一杯：《外台》作"一升"。

又方，好桂削去皮，捣筛，温酒服三方寸匕。不差者，须臾可六七服。无桂者，末干姜佳。

又方，横度病人口，折之以度心厌下，灸度头，三壮。

又方，画地作五行字，撮中央土，以水一升，搅饮之也。

又方，吴茱萸二升，生姜四两，豉一升。酒六升，煮三升半，分三服。

又方，人参、桂心、栀子（擘）、甘草（炙）、黄芩各一两。水六升，煮取二升，分三服，奇效。

又方，桃仁七枚，去皮尖，熟研，水合顿服，良。亦可治三十年患。

又方，附子二两（炮），干姜一两。捣，蜜丸，服四丸，如梧子大，日三。

又方，吴茱萸一两半，干姜、准上桂心一两，白术二两，人参、橘皮、椒（去闭口及子，汗）、甘草（炙）、黄芩、当归、桔梗各一两，附子一两半（炮）。捣筛，蜜和为丸，如梧子大。日三，稍加至十九十五丸，酒饮下，饭前食后任意，效验。

又方，桂心八两，水四升，煮取一升，分三服。

又方，苦参三两，苦酒升半，煮取八合，分再服，亦可用水。无煮者，生亦可用。

又方，龙胆四两，酒三升，煮取一升半，顿服。

又方，吴茱萸五合，桂一两。酒二升半，煎取一升，分二服，效。

又方，吴茱萸二升，生姜四两，豉一升。酒六升，煮取二升半，分为三服。

又方，白鸡一头，治之如食法，水三升，煮取二升，去鸡煎汁，取六合，内苦酒六合，入真珠一钱，复煎取六合，内末麝香如大豆二枚，顿服之。

又方，桂心、当归各一两，栀子十四枚。捣为散，酒服方寸匕，日三五服。亦治久心病发作有时节者也。

又方,桂心二两,乌头一两。捣筛,蜜和为丸,一服如梧子大三丸,渐加之。

暴得心腹痛如刺方①

苦参、龙胆各二两,升麻、栀子各三两。苦酒五升,煮取二升②,分二服,当大吐,乃差。

治心疝发作有时,激痛难忍方

真射罔、吴茱萸分等。捣末,蜜和丸如麻子。服二丸,日三服,勿吃热食。

又方,灸心鸠尾下一寸,名巨阙,及左右一寸,并百壮。又与物度颈及度脊,如之令正相对也,凡灸六处。

治久患常痛不能饮食,头中疼重方

乌头六分,椒六分,干姜四分。捣末,蜜丸。酒饮服如大豆四丸,稍加之。

又方,半夏五分,细辛五分,干姜二分,人参三分,附子一分。捣末,苦酒和丸,如梧子大。酒服五丸,日三服。

---

① 方:此上《外台》有"苦参汤"三字。

② 二升:《外台》作"一升"。

治心下牵急懊痛方

桂三两，生姜三两，枳实五枚。水五升，煮取三升，分三服。亦可加术①二两，胶饴半斤。

治心肺伤动冷痛方

桂心二两，猪肾二枚。水八升，煮取二升，分三服。

又方，附子二两，干姜一两。蜜丸，服四丸，如梧子大，日三服。

治心痹心痛方

蜀椒一两，熬令黄，末之，以狗心血丸之，如梧子。服五丸②，日五服。

治心下坚痛，大如碗，边如旋盘，名为气分，饮水所结方

枳实七枚（炙），术三两。水一斗，煮取三升，分为三服，当稍软也。

---

① 术：原作"木"，形近致误。据道藏本及四库本改。

② 丸：原作"九"，形近致误。据道藏本及四库本改。

若心下百结积来去痛者方

吴茱萸（末）一升，真射罔如弹丸一枚。合捣，以鸡子白和丸，丸如小豆大。服二丸，即差。

治心痛多唾似有虫方

取六畜心，生切作十四脔，刀纵横各割之，以真丹一两，粉肉割中，旦悉吞之，入雄黄、射香佳。

饥而心痛者，名曰饥疝

龙胆、附子、黄连分等。捣筛，服一钱匕，日三度服之。

附方

《药性论》主心痛，中恶，或连腰脐者。

盐如鸡子大，青布裹，烧赤，内酒中顿服，当吐恶物。

《拾遗·序》延胡索止心痛，末之，酒服。

《圣惠方》治久心痛，时发不定，多吐清水，不下饮食。

以雄黄二两，好醋二升，慢火煎成膏，用干蒸饼丸，如梧桐子大。每服七丸，姜汤下。

又方，治九种心痛妨闷。

用桂心一分，为末，以酒一大盏，煎至半盏，去滓，稍热服，立效。

又方，治寒疝心痛，四肢逆冷，全不饮食。

用桂心二两，为散。不计时候，热酒调下一钱匕。

《外台秘要》治卒心痛。

干姜为末，水饮调下一钱。

又方，治心痛。

当归为末，酒服方寸匕。

又，《必效》治蜎心痛。

熊胆如大豆，和水服，大效。

又方，取鳗鲡鱼，淡炙令熟，与患人食一二枚，永差，饱食弥佳。

《经验方》治四十年心痛不差。

黍米淘汁，温服，随多少。

《经验后方》治心痛。

姜黄一两，桂穰三两。为末，醋汤下一钱匕。

《简要济众》治九种心痛及腹胁积聚滞气。

筒子干漆二两，捣碎，炒烟出，细研，醋煮面糊和丸，如梧桐子大。每服五丸至七丸，热酒下，醋汤亦得，无时服。

《姚和众》治卒心痛。

郁李仁三七枚，烂嚼，以新汲水下之，饮温汤尤妙，须臾痛止，却煎薄盐汤热呷之。

《兵部手集》治心痛不可忍，十年五年者，随手效。

以小蒜酽醋煮，顿服之，取饱，不用著盐。

治卒腹痛方第九

治卒腹痛方

书舌上作风字。又画纸上作两蜈蚣

相交，吞之。

又方，捣桂末，服三寸匕。苦酒、人参、上好干姜亦佳①。

又方，粳米二升，以水六升，煮二七沸，饮之。

又方，食盐一大把，多饮水送之，忽当吐，即差。

又方，掘土作小坎，水满坎中，熟搅取汁，饮之。

又方，令人骑其腹，溺脐中。

又方，米粉一升，水二升，和饮。

又方，使病人伏卧，一人跨上，两手抄举其腹，令病人自纵重轻举抄之，令去床三尺许，便放之，如此二七度，止拈取其脊骨，皮深取痛引之，从龟尾至顶乃止，未愈更为之。

又方，令卧枕高一尺许，拄膝使腹皮

---

① 捣桂末，服三寸匕，苦酒、人参、上好干姜亦佳：《外台》作"桂末三匕，酒服。人参、上好干姜亦佳。忌生葱"。《医心方》作"捣桂下筛，服三寸匕。苦参亦佳，干姜亦佳"。

跳气入胸，令人抓其脐上三寸便愈。能干咽吞气数十遍者弥佳。此方亦治心痛，此即伏气。

治卒得诸疝，小腹及阴中相引，痛如绞，自汗出，欲死方

捣沙参末，筛，服方寸匕，立差。

此本在杂治中谓之寒疝，亦名阴疝，此治不差，可服诸利丸下之，作走马汤亦佳。

治寒疝腹痛，饮食下唯不觉其流行方

椒二合，干姜四两。水四升，煮取二升，去滓，内饴一斤，又煎取半分，再服，数数服之。

又方，半夏一升，桂八两，生姜一升。水六升，煮取二升，分为三服。

治寒疝来去，每发绞痛方

茱萸三两，生姜四两，豉二合。酒四升，煮取二升，分为二服。

又方，附子一枚，椒二百粒，干姜半两，半夏十枚，大枣三十枚，粳米一升。水

七升，煮米熟，去滓，一服一升，令尽。

又方，肉桂一斤，吴茱萸半升。水五升，煮取一升半，分再服。

又方，牡蛎、甘草、桂各二两。水五升，煮取一升半，再服。

又方，宿乌鸡一头，治如食法，生地黄七斤，合细锉之，著甑蔽中蒸，铜器承，须取汁，清旦服，至日晡令尽，其间当下诸寒癖讫，作白粥渐食之。久疝者，下三剂。

附方

《博济方》治冷热气不和，不思饮食，或腹痛疠刺。

山栀子、川乌头等分。生捣为末，以酒糊丸，如梧桐子大。每服十五丸，炒生姜汤下。如小肠气痛，炒茴香、葱、酒任下二十九。

《经验方》治元脏气发久冷，腹痛虚泻，应急大效玉粉丹。

生硫黄五两，青盐一两。以上衮细研，以蒸饼为丸，如绿豆大。每服五丸，热酒空心服，以食压之。

《子母秘录》治小腹疼青黑，或亦不能喘。

苦参一两，醋一升半，煎八合，分二服。

《圣惠方》治寒疝，小腹及阴中相引痛，自汗出。

以丹参一两，杵为散。每服热酒调下二钱匕，佳。

治心腹俱痛方第十

治心腹俱胀痛[①]，短气欲死，或已绝方

取栀子十四枚，豉七合。以水二升，先煮豉，取一升二合，绞去滓，内栀子，更煎取八合，又绞去滓，服半升，不愈者，尽服之。

又方，浣小衣，饮其汁一二升，即愈。

又方，桂二两（切）。以水一升二合，

---

① 胀痛：此下《外台》有"烦满"二字。

煮取八合，去滓，顿服。无桂者，著干姜亦佳。

又方，乌梅二七枚，以水五升，煮一沸，内大钱二七枚，煮得二升半①，强人可顿服，羸人可分为再服，当下便愈。

又方，茱萸二两②，生姜四两，豉三合。酒四升，煮取二升，分为三服，即差。

又方，干姜一两，巴豆二两。捣，蜜丸。一服如小豆二丸，当吐下，差。

治心腹相连常胀痛方③

狼毒二两，附子半两。捣筛，蜜丸如梧子大。日一服一丸，二日二丸，三日后服三丸，再一丸，至六日服三丸，自一至三以常服即差④。

又方，吴茱萸一合，干姜四分，附子、细辛、人参各二分。捣筛，蜜丸如梧子大。

① 二升半：《外台》作"一升半"。
② 二两：《外台》、道藏本均作"一两"。
③ 方：此上《外台》有"狼毒丸"三字。
④ 即差：《外台》此下有"当避食。忌猪肉、冷水"几字。

服五丸，日三服。

凡心腹痛，若非中恶、霍乱，则是皆宿结冷热所为，今此方可采以救急，差后，要作诸大治，以消其根源也。

附方

《梅师方》治心腹胀坚痛闷不安，虽未吐下欲死。

以盐五合，水一升，煎令消，顿服，自吐下食出即定，不吐更服。

《孙真人方》治心腹俱痛。

以布裹椒薄注上火熨，令椒汗出，良。

《十全方》心脾痛。

以高良姜细锉，炒，杵末，米饮调下一钱匕，立止。

治卒心腹烦满方第十一

治卒心腹烦满，又胸胁痛欲死方

以热汤令灼灼尔，渍手足，复易。秘方。

又方，青布方寸，鹿角三分，乱发灰二钱匕。以水二升，煮令得一升五合，去滓，尽服之。

又方，锉蘡薁根，浓煮取汁，服三升。

又方，取比轮钱二十枚，水五升，煮取三沸，日三服。

又方，捣香菜①汁，服一二升。水煮干姜亦佳。

又方，即用前心痛栀子豉汤法，差。

又方，黄芩一两，杏仁二十枚，牡蛎一两。水三升，煮取一升，顿服。

治厥逆烦满常欲呕方

小草、桂、细辛、干姜、椒各二两，附子二两（炮）。捣，蜜和丸。服如桐子大四丸。

---

① 香菜：《医心方》作"香菜"。按：香菜、香菜并为香薷之别名。《本草纲目·草部·香薷》："（释名）时珍曰：薷，本作菜。《玉篇》云：菜，菜苏之类是也。其气香，其叶菜，故以名之。""（集解）时珍曰：香薷有野生，有家莳。中州人三月种之，呼为香菜，以充蔬品。"

治卒吐逆方

灸乳下一寸，七壮即愈。

又方，灸两手大拇指内边爪后第一纹头各一壮。

又，灸两手中央长指爪下，一壮愈。

此本杂治中，其病亦是痰癃[1]霍乱之例，兼宜依霍乱条法治之，人卒在此上条有患者[2]亦少，皆因他病兼之耳，或从伤寒未复，或从霍乱吐下后虚燥，或是劳损服诸补药癃满，或触寒热邪气，或食饮协毒，或服药失度，并宜各循其本源为治，不得专用此法也。

附方

《千金方》治心腹胀短气。

以草豆蔻一两（去皮），为末，以木瓜生姜汤下半钱。

《斗门方》治男子女人久患气胀心

---

① 痰癃：《外台》作"痰饮"。

② 人卒在此上条有患者：《外台》作"人平居有患者"。

闷，饮食不得，因食不调，冷热相击，致令心腹胀满方。

厚朴，火上炙令干，又蘸姜汁炙，直待焦黑为度，捣筛如面。以陈米饮调下二钱匕，日三服，良。亦治反胃、止泻甚妙。

《经验方》治食气遍身黄肿，气喘，食不得，心胸满闷。

不蛀皂角（去皮子，涂好醋炙令焦，为末）一钱匕，巴豆七枚（去油膜）。二件以淡醋及研好墨为丸，如麻子大。每服三丸，食后陈橘皮汤下，日三服，隔一日增一丸，以利为度。如常服，消酒食。

《梅师方》治腹满不能服药。

煨生姜，绵裹，内下部中，冷即易之。

《圣惠方》治肺脏壅热烦闷。

新百合四两，蜜半盏，和蒸令软，时时含一枣大，咽津。

卷之二

治卒霍乱诸急方第十二

凡所以得霍乱者,多起饮食,或饮食生冷杂物,以肥腻酒鲙而当风履湿,薄衣露坐,或夜卧失覆之所致

初得之便务令暖,以炭火布其所卧下,大热减之。又,并蒸被絮若[①]衣絮自苞[②],冷易热者。亦可烧地,令热水沃,敷薄布,席卧其上,厚覆之。亦可作灼灼尔热汤著瓮中,渍足令至膝,并铜器贮汤,以著腹上,衣藉之,冷复易。亦可以熨斗贮火著腹上。如此而不净者,便急灸之,但明案次第,莫为乱灸。须有其病,乃随病

① 若:连词,表示选择关系,相当于"或""或者"。《左传·定公元年》:"若从践土,若从宋,亦唯命。"

② 苞:《医心方》作"抱"。

灸之。未有病，莫预灸。灸之虽未即愈，要万不复死矣，莫以灸不即愈①而止。灸霍乱，艾丸若不大，壮数亦不多，本方言七壮为可，四五壮②无不便火下得活③。服旧方，用理中丸及厚朴大豆豉通脉半夏汤。先辈所用药皆④难得，今但疏良灸之法及单行数方，用之有效，不减于贵药，死未久者，犹可灸。

余药乃可难备，而理中丸、四顺、厚朴诸汤，可不预合，每向秋月，常买自随。

卒得霍乱先腹痛者

灸脐上⑤十四壮，名太仓，在心厌下四寸，更度之。

---

① 愈：原脱，据四库本补。

② 壮：原作"十"，据《医心方》改。

③ 无不便火下得活：《医心方》作"无不活，便火下得眠"。

④ 皆：道藏本作"者"。

⑤ 脐上：此下《外台》有"一夫"二字。

先洞下者

灸脐边一寸①，男左女右，十四壮，甚者至三十四十壮，名大肠募，洞者宜泻。

先吐者

灸心下二寸②，十四壮。又，并治下痢不止。上气，灸五十壮，名巨阙，正心厌尖头下一寸是也。

先手足逆冷者

灸两足内踝上一尖骨③是也，两足各七壮，不愈加数，名三阴交，在内踝尖上三寸是也。

转筋者

灸蹶心④当拇指大聚筋上六七壮，名涌泉。又，灸足大指下约中一壮，神验。

又方，灸大指上爪甲际，七壮。

---

① 一寸：《外台》作"二寸"。

② 二寸：《外台》、四库本并作"一寸"。

③ 一尖骨：《医心方》作"一夫"。

④ 蹶心：《外台》作"脚心"，《医心方》作"蹠心"。

转筋入腹痛者

令四人捉手足，灸脐左二寸[①]，十四壮[②]。灸股中大筋上去阴一寸。

若哕者

灸手腕第一约理中七壮，名心主，当中指。

下利不止者

灸足大指本节内侧寸[③]白肉际，左右各七壮，名大都。

干呕者

灸手腕后三寸两筋间是，左右各七壮，名间使。若正厥呕绝，灸之便通。

《小品方》起死

吐且下利者

灸两乳连黑外近腹[④]白肉际，各七壮，亦可至二七壮。

---

① 二寸：《外台》《医心方》并作"一寸"。

② 壮：原脱，据《外台》、四库本补。

③ 寸：《外台》作"一寸"。

④ 腹：《外台》作"腋"。

若吐止而利不止者

灸脐下①一夫纳中七壮。又云脐下一寸，二七壮。

若烦闷凑满者

灸心厌下三寸，七壮，名胃管。

又方，以盐内脐中，上灸二七壮。

若绕脐痛急者

灸脐下三寸，三七壮，名关元，良。

治霍乱神秘起死灸法

以物横度病人人中②，屈之从心鸠尾飞度以下灸③，先灸中央毕，更横灸左右④也。又灸脊上，以物围，令正当心厌。又夹脊左右一寸，各七壮，是腹背各灸三处也。

---

① 下：原脱，据《医心方》补。

② 人中：《外台》《医心方》并作"口中"。

③ 飞度以下灸：《外台》作"度以下，灸度下头五壮"。

④ 左右：此下《外台》有"五壮"二字。

华佗治霍乱已死,上屋唤魂,又以诸治皆至,而犹不差者

捧病人腹①卧之,伸臂对,以绳度两头肘尖头,依绳下夹背脊大骨穴中,去脊各一寸,灸之百壮。不治者,可灸肘椎。已试数百人,皆灸毕即起坐。佗以此术传子孙,代代皆秘之。

上此前并是灸法。

治霍乱心腹胀痛,烦满短气,未得吐下方

盐二升,以水五升,煮取二升,顿服,得吐愈。

又方,生姜若干姜一二升,㕮咀,以水六升,煮三沸,顿服。若不即愈,更可作。无新药,煮滓亦得。

又方,饮好苦酒三升,小老羸者可饮一二升。

又方,温酒一二升,以蜡如弹丸一枚,置酒中,消乃饮。无蜡,以盐二方寸匕代,

---

① 腹:《外台》作"覆"。

亦得。

又方，桂屑半升，以暖饮二升和之，尽服之。

又方，浓煮竹叶汤五六升，令灼已转筋处。

又方，取楠若樟木大如掌者，削之，以水三升，煮三沸，去滓，令灼之也。

又方，服干姜屑三方寸匕。

又方，取蓼若叶，细切二升，水五升，煮三沸，顿服之。煮干苏若生苏汁，即亦佳。

又方，小蒜一升，哎咀，以水三升，煮取一升，顿服之。

又方，以暖汤渍小蒜五升许，取汁服之，亦可。

又方，以人血合丹服，如梧子大二丸。

又方，生姜一斤，切，以水七升，煮取二①升，分为三服。

又方，取卖解家机上垢如鸡子大，温

---

① 二：道藏本作"一"。

酒服之，差。

又方，饮竹沥少许，亦差。

又方，干姜二两，甘草二两，附子一两。水三升，煮取一升，内猪胆一合相和，分为三服。

又方，芦蓬茸一大把，浓煮，饮二升，差。

若转筋，方

烧铁令赤，以灼踵白肉际上近后，当纵铁，以随足为留停，令成疮，两足皆尔，须臾间，热入腹，不复转筋，便愈。可脱刀烧虾尾用之，即差。

又方，煮苦酒三沸以摩之，合少粉尤佳，以絮胎缚，从当膝下至足。

又方，烧栀子二七枚，研末服之。

又方，桂、半夏等分。末，方寸匕，水一升，和服之，差。

又方，生大豆屑，酒和服方寸匕。

又方，烧蜈蚣膏，敷之即差。

若转筋入肠①中，如欲转者

取鸡矢白一方寸匕②，水六合，煮三沸，顿服之，勿令病者知之。

又方，苦酒煮衣絮，絮中令温，从转筋处裹之。

又方，烧编荐③索三撮，仍酒服之，即差。

又方，釜底黑④末，酒服之，差。

若腹中已转筋者

当倒担病人头在下，勿使及地，腹中平乃止。

若两臂脚及胸胁转筋

取盐一升半，水一斗，煮令热灼灼尔渍手足；在胸胁者，汤洗之。转筋入腹中，倒担病人令头在下，腹中平乃止。若极者，手引阴，阴缩必死，犹在，倒担之可活耳。

---

① 肠：《外台》作"腹"。
② 一方寸匕：原作"一寸"，据《外台》改。
③ 荐：草席。《说文·艸部》："荐，薦席也。"
④ 黑：《外台》《医心方》并作"墨"，当据改。

若注痢不止,而转筋入腹欲死

生姜一两累①,擘破,以酒升半,煮合三四沸,顿服之,差。

治霍乱吐下后,心腹烦满方

栀子十四枚,水三升,煮取二升,内豉七合,煮取一升,顿服之。呕者,加橘皮二两。若烦闷,加豉一升,甘草一两,蜜一升,增水二升,分为三服。

治霍乱烦躁,卧不安稳方

葱白二十茎,大枣二十枚,水三升,煮取二升,顿服之。

治霍乱吐下后大渴,多饮则煞人。方

以黄米五升,水一斗,煮之令得三升,清澄,稍稍饮之,莫饮余物也。

崔氏云理中丸方

甘草三两,干姜、人参、白术各一两。捣下筛,蜜丸如弹丸。觉不住,更服一枚,须臾,不差,仍温汤一斗,以糜肉中服之,

---

① 一两累:《外台》作“三两”,《医心方》作“三累”。累,同“絫”,古代计量单位名,《广韵·纸韵》:“絫,十黍之重也。累絫同。”

频频三五度,令差。亦可用酒服。

四顺汤,治吐下腹干呕,手足冷不止

干姜、甘草、人参、附子各二两。水六升,煮取三升半,分为三服。若下不止,加龙骨一两。腹痛甚,加当归二两。《胡洽》用附子一枚,桂一两。人霍乱亦不吐痢,但四肢脉沉,肉冷汗出渴者,即差。

厚朴汤,治烦呕腹胀。

厚朴四两(炙),桂二两,枳实五枚(炙),生姜三两。以水六升,煮取二升,分为三服。

凡此汤四种,是霍乱诸患皆治之,不可不合也。霍乱若心痛尤甚者,此为挟毒,兼用中恶方治之。

附方

孙真人治霍乱。

以胡椒三四十粒,以饮吞之。

《斗门方》治霍乱。

用黄杉木劈开作片一握,以水浓煎一盏服之。

《外台秘要》治霍乱烦躁。

烧乱发如鸡子大，盐汤三升，和服之。不吐，再服。

又方，治霍乱腹痛吐痢。

取桃叶三升，切，以水五升，煮取一升三合，分温二服。

《梅师方》治霍乱心痛利，无汗。

取梨叶枝一大握，水三升，煎取一升服。

又方，治霍乱后烦躁，卧不安稳。

葱白二十茎，大枣二十枚。以水三升，煎取二升，分服。

《兵部手集》救人霍乱，颇有神效。

浆水稍酸味者，煎干姜屑，呷之。夏月腹肚不调，煎呷之，差。

孙用和治大泻霍乱不止。

附子一枚，重七钱，炮，去皮脐，为末，每服四钱，水两盏，盐半钱，煎取一盏，温服立止。《集效方》治吐泻不止，或取转，多四肢发厥，虚风，不省人事，服此，四肢渐暖,神识便省。

回阳散

天南星,为末,每服三钱,入京枣三枚,水一盏半,同煎至八分,温服。未省再服。

《圣惠方》治霍乱转筋垂死。

败蒲席一握,细切,浆水一盏,煮汁,温温顿服。

又方,治肝虚转筋。

用赤蓼茎叶,切,三合,水一盏,酒三合,煎至四合,去滓,温分二服。

又方,治肝风虚转筋入腹。

以盐半斤,水煮少时,热渍之佳。

孙尚药治脚转筋,疼痛挛急者。

松节一两(细锉如米粒),乳香一钱。上件药,用银石器内慢火炒令焦,只留三分性,出火毒,研细,每服一钱至二钱,热木瓜酒调下。应时筋病皆治之。

《古今录验方》治霍乱转筋。

取蓼一手把,去两头,以水二升半,煮

取一升半，顿服之。

治伤寒时气瘟病方第十三

治伤寒，及时气瘟病，及头痛，壮热脉大，始得一日方

取旨兑根、叶合捣三升许，和之真丹一两，水一升，合煮，绞取汁，顿服之，得吐便差。若重，一升尽服，厚覆取汗，差。

又方，小蒜一升，捣取汁二合，顿服之，不过再作便差。

又方，乌梅二七枚，盐五合，以水三升，煮取一升，去滓，顿服之。

又方，取生杍①木，削去黑皮，细切里白一升，以水二升五合煎，去滓，一服八合，三服差。

又方，取术丸子二七枚，以水五升，按之令熟，去滓，尽服汁，当吐下，愈。

又方，鸡子一枚，著冷水半升，搅与

---

① 杍：同"梓"。《本草纲目·木部·梓》："梓，（释名）木王。时珍曰：梓，或作杍。"

合,乃复煮三升水极令沸,以向所合水投汤中,急搅令相得,适寒温,顿服取汗。

又方,以真丹涂身令遍,面向火坐,令汗出,差。

又方,取生蘘荷根、叶,合捣绞取汁,服三四升。

又方,取干艾三斤,以水一斗,煮取一升,去滓,顿服取汗。

又方,取盐一升食之,以汤送之,腹中当绞吐,便覆取汗,便差。

又方,取比轮钱一百五十七枚,以水一斗,煮取七升,服汁尽之,须臾,复以五升水,更煮令得一升,以水二升投中合,令得三升,出钱饮汁,当吐毒出也。

又方,取猪膏如弹丸者,温服之,日三服,三日九服。

又方,乌梅三十枚,去核,以豉一升,苦酒三升,煮取一升半,去滓,顿服。

又，伤寒有数种，人不能别，令一药尽治之者。若初觉头痛、肉热，脉洪，起一二日，便作葱豉汤。用

葱白一虎口，豉一升。以水三升，煮取一升，顿服取汗。不汗，复更作，加葛根二两①，升麻②三两，五升水，煎取二升，分再服，必得汗。若不汗，更加麻黄二两③。

又，用葱汤研米二合，水一升，煮之少时，下盐、豉，后内葱白四物，令火煎取三升，分服取汗也④。

又方，豉一升，小男溺三升，煎取一升，分为再服，取汗。

又方，葛根四两，水一斗，煎取三升，乃内豉一升，煎取升半，一服。捣生葛汁，

---

① 二两：《外台》作“三两”。

② 升麻：此上《外台》有“一方更加”四字。

③ 二两：《外台》作“三两，去节”。

④ 又用葱汤……分服取汗也：《外台》作“葱白一握切，米三合，豉一升。上三味，以水一斗，煮米，少时下豉，后纳葱白，令大熟，取三升，分温三服，则汗出”。

服一二升,亦为佳也。

若汗出不歇,已三四日,胸中恶,欲令吐者

豉三升①,水七升,煮取二升半,去滓,内蜜一两②,又煮三沸,顿服③,安卧,当得吐。不差,更服④取差。秘法,传于子孙也。

又方,生地黄三斤,细切,水一斗,煮取三升,分三服。亦可服藜芦吐散及苦参龙胆散。

若已五六日以上者

可多作青竹沥,少煎令减,为数数饮之,厚覆取汗。

又方,大黄、黄连、黄柏、栀子各半两。水八升,煮六七沸,内豉一升,葱白七茎,煮取三升,分服,宜老少。

又方,苦参二两,黄芩二两,生地黄半

———

① 豉三升:此下《外台》有"盐一两"。

② 一两:《外台》作"一升"。

③ 顿服:此下《外台》有"一升"二字。

④ 更服:此下《外台》有"一升"二字。

斤。水八升，煮取一升，分再服。或吐下毒，则愈。

若已六七日，热极，心下烦闷，狂言见鬼欲起走

用干茱萸三升，水二升，煮取一升后，去滓，寒温服之，得汗便愈。此方恐不失，必可用也，秘之。

又方，大蚓一升，破去泥①，以人溺煮，令熟，去滓服之。直生绞汁及水煎之并善。又，绞粪汁，饮数合至一二升，谓之黄龙汤，陈久者佳。

又方，取白犬，从背破取血，破之多多为佳，当及热，以薄胸上，冷乃去之，此治垂死者活。无白犬，诸纯色者亦可用之。

又方，取桐皮，削去上黑者，细擘之，长断令四寸一束，以酒五合，以水一升，煮取一升，去滓，顿服之，当吐下青黄汁数升，即差。

又方，鸡子三枚，芒消方寸匕。酒三

---

① 泥：原脱，据《外台》补。

合，合搅，散消尽，服之。

又方，黄连三两，黄柏、黄芩各二两，栀子十四枚。水六升，煎取二升，分再服，治烦呕不得眠。

治时气行垂死，破棺千金煮汤

苦参一两，㕮咀，以酒二升半，旧方用苦参酒①煮，令得一升半，去滓，适寒温，尽服之，当间苦寒②吐毒如溶胶便愈。

又方，大钱百文，水一斗，煮取八升，内麝香当门子李子大，末，稍稍与饮至尽，或汗或吐之。

治温毒发斑，大疫难救，黑膏

生地黄半斤，切碎，好豉一升，猪脂二斤，合煎五六沸，令至三分减一，绞去滓，末雄黄、麝香如大豆者，内中搅和，尽服之，毒从皮中出，即愈。

又方，用生虾蟆，正尔破腹去肠，乃捣吞食之。得五月五日干者，烧末，亦佳矣。

① 苦参酒：《外台》作"苦酒"。

② 当间苦寒：《外台》无此四字，《证类本草》作"当闻苦参"。

黑奴丸　《胡洽》《小品》同，一名水解丸，又一方加小麦黑勃①一两，名为麦奴丸。支同此注。

麻黄二两，大黄二两，黄芩一两，芒消一两，釜底墨一两，灶突墨二两，梁上尘二两。捣，蜜丸如弹丸。新汲水五合，末一丸，顿服之。若渴，但与水，须臾寒，寒了汗出便解。日移五赤不觉，更服一丸。此治五六日，胸中大热，口噤，名为坏病，不可医治，用此黑奴丸。

又方，大青四两，甘草、胶各二两，豉八合。以水一斗，煮二物，取三升半，去滓，内豉煮三沸，去滓，乃内胶，分作四服，尽，又合此。治得至七八日，发汗不解及吐下大热，甚佳。

又方，大黄三两，甘草二两，麻黄二两，杏仁三十枚，芒消五合，黄芩一两，巴豆二十粒（熬）。捣，蜜丸和如大豆，服三丸，当利毒。利不止，米饮止之。家人视

---

① 勃：四库本作"壳"。

病者，亦可先服取利，则不相染易也。此
丸，亦可预合置。

麻黄解肌①，一二日便服之

麻黄、甘草、升麻、芍药、石膏各一两，
杏仁三十枚，贝齿三枚。末之，以水三升，
煮取一升，顿服，覆取汗出即愈，便食豉粥
补虚，即宜也。

又方，麻黄二两，芩、桂各一两，生姜
三两。以水六升，煮取二升，分为四服。

亦可服葛根解肌汤

葛根四两，芍药二两，麻黄、大青、甘
草、黄芩、石膏、桂各一两，大枣四枚。以
水五升，煮取二升半，去滓，分为三服，微
取汗。

三日以上至七八日不解者，可服小柴
胡汤

柴胡八两，人参、甘草、黄芩各三两，
生姜八两（无者，干姜三两），半夏五两
（汤洗之），大枣十二枚。水九升，煮取二

---

① 肌：此下《外台》有"汤"字。

升半，分为三服，微覆取汗半日，须臾便差。若不好，更作一剂。

若有热实，得汗不解，腹①满痛，烦躁，欲谬语者，可服大柴胡汤。方

柴胡半斤，大黄二两，黄芩三两②，芍药二两，枳实十枚③，半夏五两（洗之），生姜五两，大枣十二枚。水一斗，煮取四升，当分为四服，当微利也。

此四方最第一急须者，若幸可得药，便可④不营之，保无死忧，诸小治为防以穷极耳。

若病失治，及治不差，十日以上，皆名坏病，唯应服大小鳖甲汤。此方药分两乃少，而种数多，非备急家所办，故不载。凡伤寒发汗，皆不可使流离过多，一服得微汗，汗洁便止。未止，粉之，勿当风。

① 腹：原作"复"，繁体字形近致误。据《外台》改。

② 三两：《外台》作"二两"。

③ 十枚：《外台》作"四枚"。

④ 可：此上《外台》有一"不"字。

初得伤寒,便身重腰背痛,烦闷不已,脉浮,面赤斑斑如锦纹,喉咽痛,或下痢,或狂言欲走,此名中阳毒,五日可治,过此死,宜用此方

雄黄、甘草、升麻、当归、椒、桂各一分。水五升,煮取二升半,分三服,温覆取汗。服后不汗,更作一剂。

若身重背强蛰蛰如被打,腹中痛,心下强,短气呕逆,唇青面黑,四肢冷,脉沉细而紧数,此名中阴毒,五日可治,过此死,用此方

甘草、升麻各二分,当归、椒各一分,鳖甲一两。以水五升,煮取二升半,分三服,温覆取汗。汗不出,汤煮更作也。

阴毒伤,口鼻冷者

干姜、桂各一分。末,温酒三合服之,当大热,差。凡阴阳二毒,不但初得便尔,或一二日变作者,皆以今药治之,得此病多死。

治热病不解，而下痢困笃欲死者，服此大青汤。方

大青四两，甘草三两，胶二两，豉八合，赤石脂三两。以水一斗，煮取三升，分三服，尽更作，日夜两剂，愈。

又方，但以水五升，豉一升，栀子十四枚，韭白一把。煮取三升半，分为三服。

又方，龙骨半斤，捣碎，以水一斗，煮取五升，使极冷，稍稍饮，其间或得汗，即愈矣。

又方，黄连、当归各二两，干姜一两，赤石脂二两。蜜丸如梧子，服二十丸，日三夜再。

又方，黄连二两，熟艾如鸭卵大。以水二斗，煮取一升，顿服，立止。

天行诸痢悉主之

黄连三两，黄柏、当归、龙骨各二两。以水六升，煮取二升，去滓，入蜜七合，又火煎取一升半，分为三服，效。

天行毒病，挟热腹痛，下痢

升麻、甘草、黄连、当归、芍药、桂心、黄柏各半两。以水三升，煮取一升，服之当良。

天行四五日，大下热痢

黄连、黄柏各三两，龙骨三两，艾如鸡子大。以水六升，煮取二升，分为二服。忌食猪肉、冷水。

若下脓血不止者

赤石脂一斤，干姜一两，粳米一升。水七升，煮米熟，去滓，服七合，日二。

又方①，赤石脂一斤，干姜二两。水五升，煮取三升，分二服。若绞脐痛，加当归一两，芍药二两，加水一升也。

若大便坚闭，令利者

大黄四两，厚朴二两，枳实四枚。以水四升，煮取一升二合，分再服，得通者，止之。

---

① 又方：此方《外台》尚有"附子一两，炮破"，并名方"赤石脂汤"。

若十余日不大便者，服承气丸

大黄、杏仁各二两，枳实一两，芒消一合。捣，蜜和丸如弹丸，和汤六七合服之，未通更服。

若下痢不能食者①

黄连一升②，乌梅二十枚（炙燥）。并得捣末，蜡如棋子大，蜜一升，合于微火上，令可丸，丸如梧子大，一服二丸③，日三。

若小腹满，不得小便方

细末雌黄④，蜜和丸，取如枣核大，内溺孔中令入⑤半寸。亦以竹管注阴，令痛朔之，通。

又方，末滑石三两，葶苈子一合。水二升，煮取七合，服。

---

① 者：此下《外台》有"兼疗天行，黄连丸方"几字。

② 一升：《外台》作"一两"。

③ 二丸：《外台》作"十五丸"。

④ 雌黄：《外台》作"雄黄"。

⑤ 入：原脱，据《外台》补。

又方，捣生葱，薄小腹上，参易之。

治胸胁痞满，心塞气急，喘急方

人参、术各一两，枳实二两，干姜一两。捣，蜜和丸，一服一枚。若嗽，加栝蒌二两。吐，加牡蛎二两。日夜服五六丸，不愈更服。

毒病攻喉咽肿痛方

切当陆，炙令热，以布藉喉，以熨布上，冷复易。

又方，取真蔺茹爪甲大，内口中，以牙小嚼汁，以渍喉，当微觉异为佳也。

毒病后攻目方

煮蜂窠以洗之，日六七度，佳。

又方，冷水渍青布以掩之。

若生翳者

烧豉二七粒，末，内管鼻中以吹之。

治伤寒呕不止方

甘草一两，升麻半两，生姜三两，橘皮二两。水三升，煮取二升，顿服之，愈。

又方，干姜六分，附子四分。末，以苦

酒丸，如梧子大。一服三丸，日三服。

治伤寒哕不止方

甘草三两，橘皮一升。水五升，煮取三升，分服，日三，取差。

又方，熟洗半夏，末服之，一钱一服。

又方，赤苏一把，水三升，煮取二升，稍稍饮。

又方，干姜六分，附子四分。末，苦酒丸，如梧子大。服三丸，日三服。

比岁有病时行，仍①发疮，头面及身，须臾周匝，状如火疮，皆戴白浆，随决随生，不即治，剧者多死。治得差后，疮瘢紫黑，弥岁方灭。此恶毒之气。世人云：永徽②四年，此疮从西东流，遍于海中，煮葵菜，以蒜齑啖之，即止。初患急食之，少饭下菜亦得。以建武中于南阳击虏所得，仍呼为虏疮，诸医参详作治，用之有效。方

肘后备急方

① 仍：介词，表示因果关系，相当于"于是""因而"。《尔雅·训诂下》："仍，乃也。"

② 永徽：范行准《中国预防医学思想史》认为系"元徽"之误。"元徽"是南朝刘宋刘昱的年号。

取好蜜通身上摩，亦可以蜜煎升麻，并数数食。

又方，以水浓煮升麻，绵沾洗之，苦酒渍弥好，但痛难忍。

其余治犹依伤寒法，但每多作毒意防之，用地黄黑膏亦好。

治时行病发黄方

茵陈六两，大黄二两，栀子十二枚。以水一斗，先煮茵陈，取五升，去滓，内二物，又煮取三升，分四服。亦可兼取黄疸中杂治法，差。

比岁又有虏黄病，初唯觉四体沉沉不快，须臾见眼中黄渐至面黄，及举身皆黄，急令溺白纸，纸即如檗染者，此热毒已入内，急治之。若初觉，便作瓜蒂赤豆散，吹鼻中，鼻中黄汁出数升者，多差。若已深，应看其舌下两边，有白脉弥弥处，芦刀割破之，血出数升，亦歇。然此须惯解割者，不解割忽伤乱舌下青脉，血出不止，便煞人。方可烧纺轮铁，以灼此脉令焦，兼瓜蒂杂巴豆捣为丸服之，大小便亦去黄汁，破灼已后，禁诸杂食。

又云：有依黄坐黄，复须分别之方，切竹煮饮之，如饮。

又方，捣生瓜根，绞取汁，饮一至二三升。

又方，醋酒浸鸡子一宿，吞其白数枚。

又方，竹叶（切）五升，小麦七升，石膏三两（末，绵裹之）。以水一斗五升，煮取七升，一服一升，尽吃即差也。

又方，生葛根汁二升，好豉一升，栀子三七枚，茵陈切一升。水五升，煮取三升，去滓，内葛汁，分为五服。

又方，金色脚鸡雌鸡血，在治如食法，熟食宗①饮汁令尽，不过再作。亦可下少盐豉佳。

治毒攻手足肿，疼痛欲断方

用虎杖根，锉，煮，适寒温，以渍足，令

---

① 宗，同肉。《干禄字书·入声》："宗、肉，上俗下正。"四库本作"宜"。

踝上有赤①许水，止之。

又方，以稻穰灰汁渍足。

又方，酒煮苦参以渍足，差。

又方，盐豉及羊尿一升，捣令熟，以渍之。

又方，细锉黄柏五斤，以水三斗，煮，渍之。亦治攻阴肿痛。

又方，作坎令深三赤，少容两足，烧坎令热，以酒灌坎中，着屐踞坎中，壅勿令泄。

又方，煮羊桃汁渍之，杂少盐豉尤好。

又方，煮马矢若羊矢汁，渍。

又方，猪膏和羊矢涂之，亦佳。

又方，以牛肉裹肿处，肿消痛止。

又方，捣常思草，绞取汁，以渍足。

又方，猪蹄一具，合葱煮，去滓，内少盐，以渍之。

① 赤：通“尺”。《风俗通·正失》：“封者立石高一丈二赤。”

毒病下部生疮者

烧盐以深导之,不过三。

又方,生漆涂之,绵导之。

又方,大丸艾灸下部,此谓穷无药。

又方,取蚓三升,以水五升,得二升半,尽服之。

又方,煮桃皮,煎如饴,以绵合导之。

又方,水中荇菜,捣,绵裹导之,日五易,差。

又方,榉皮、槲皮合煮汁如粘糖以导之。又,浓煮桃皮饮之,最良。

又方,捣蛇莓汁,服三合,日三。水渍乌梅令浓,并内崖蜜,数数饮。

若病人齿无色,舌上白,或喜睡眠,愦愦不知痛痒处,或下痢,急治下部。不晓此者,但攻其上,不以下为意,下部生虫,虫食其肛,肛烂见五脏便死。治之方

取鸡子白,内漆合搅,还内壳中,仰头吞之,当吐虫,则愈。

又方,烧马蹄作灰,细末,猪脂和,涂

绵以导下部，日数度，差。

又方，桃仁十五枚，苦酒二升，盐一合，煮取六合，服之。

又方，烧艾于管中薰之，令烟入下部中，少雄黄杂妙。此方是溪温，故尔兼取彼治法。

又有病蟹下不止者

乌头二两，女萎、云实各一两，桂二分。蜜丸如桐子。水服五丸，一日三服。

治下部卒痛如鸟啄之方

赤小豆、大豆各一升。合捣，两囊贮，蒸之令熟，更互坐，即愈。

此本在杂治中，亦是伤寒毒气所攻故。凡治伤寒方甚多，其有诸麻黄、葛根、桂枝、柴胡、青龙、白虎、四顺、四逆二十余方，并是至要者，而药难尽备，且诊候须明悉，别所在撰大方中，今唯载前四方，尤是急须者耳。其黄膏、赤散，在辟病条中，预合，初觉患便服之。伤寒、时行、温疫，三名同一种耳，而源本小异，其冬月伤于寒，或疾行力作汗出得风冷，至夏发，名为伤寒。其冬月不甚寒，多暖气及西风，使人骨节缓惰受病，至春发，名为时行。其年岁中有疠气兼挟鬼毒相注，名为温病。如此诊候并相似，又贵胜雅言总名伤寒，世俗因号为时行，道术符刻言五温亦复殊，大归终止，是共途也。然自有阳明、少阳、阴毒、阳毒为异耳。少阴病例不发热，而腹满下痢，最难治也。

附方

《必效方》治天行一二日者。

麻黄一大两，去节，以水四升，煮，去沫，取二升，去滓，著米一匙及豉，为稀粥，取强一升，先作熟汤，浴淋头百余碗，然后服粥，厚覆取汗，于夜最佳。

《梅师方》治伤寒汗出不解，已三四日，胸中闷吐。

豉一升，盐一合，水四升，煎取一升半，分服，当吐。

《圣惠方》治伤寒四日，已呕吐，更

宜吐。

以苦参末，酒下二钱，得吐差。

又方，治时气热毒，心神烦燥。

用蓝淀半大匙，以新汲水一盏服。

又方，治时气，头痛不止。

用朴消三两，捣罗为散，生油调涂顶上。

又方，治时气烦渴。

用生藕汁一中盏，入生蜜一合，令匀，分二服。

《胜金方》治时疾热病，狂言心燥。

苦参不限多少，炒黄色为末，每服二钱，水一盏，煎至八分，温服。连煎三服，有汗无汗皆差。

《博济方》治阴阳二毒伤寒，黑龙丹。

舶上硫黄一两，以柳木槌研三两日，巴豆一两，和壳记个数，用二升铛子一口，先安硫黄铺铛底，次安巴豆，又以硫黄盖之，酽醋半升以来浇之，盏子盖合，令紧密，更以湿纸周回固济缝，勿令透气，缝纸干，更以醋湿之，文武火熬，常著人守之，候里面巴豆作声数已半为度，急将铫子离火，便入臼中急捣令细，再以少米醋并蒸饼少许，再捣，令冷可丸，如鸡头大。若是阴毒，用椒四十九粒，葱白二茎，水一盏，煎至六分，服一丸。阳毒用豆豉四十九粒，葱白二茎，水一盏，同煎，吞一丸，不得嚼破。

《孙用和方》治阳毒入胃，下血频，疼痛不可忍。

郁金五个大者，牛黄一皂荚子。别细研，二味同为散，每服用醋浆水一盏，同煎三沸，温服。

《孙兆口诀》治阴毒伤寒，手足逆冷，脉息沉细，头疼腰重，兼治阴毒，咳逆等疾方。

川乌头、干姜等分。为粗散，炒令转色，放冷，再捣，为细散。每一钱，水一盏，盐一撮，煎取半盏，温服。

又方，治阴胜隔阳伤寒，其人必燥热

而不欲饮水者是也，宜服霹雳散。附子一枚，烧为灰，存性为末，蜜水调下，为一服而愈。此逼散寒气，然后热气上行，而汗出乃愈。

《圣惠方》治阴毒伤寒，四肢逆冷，宜熨。

以吴茱萸一升，酒和匀，湿绢袋二只贮，蒸令极热，熨脚心，候气通畅匀暖即停熨，累验。

唐·崔元亮疗时疾发黄，心狂烦热，闷不认人者。

取大栝楼一枚黄者，以新汲水九合浸淘取汁，下蜜半大合，朴消八分，合搅令消尽，分再服，便差。

《外台秘要》治天行病四五日，结胸满痛，壮热，身体热。

苦参一两，锉，以醋二升，煮取一升二合，尽饮之，当吐即愈。天行毒病，非苦参、醋药不解，及温覆取汗愈。

又方，救急治天行后呕逆不下食，食

入即出。

取羊肝如食法，作生淡食，不过三度即止。

又方，以鸡卵一枚，煮三五沸出，以水浸之，外熟内热，则吞之良。

《圣惠方》治时气呕逆不下食。

用半夏半两（汤浸洗七遍，去滑），生姜一两。同锉碎，以水一大盏，煎至六分，去滓，分二服，不计时候温服。

《深师方》治伤寒病哕不止。

半夏熟洗，干，末之，生姜汤服一钱匕。

《简要济众》治伤寒咳噫不止，及哕逆不定。

丁①香一两，干柿蒂一两（焙干）。捣末，人参汤下一钱，无时服。

《外台秘要》治天行毒病，衄鼻是热毒，血下数升者。

好墨末之，鸡子白丸如梧子。用生地

---

① 丁：原脱，据四库本补。

黄汁下一二十丸，如人行五里再服。

又，疗伤寒已八九日至十余日，大烦渴，热胜而三焦有疮䘌者，多下或张口吐舌呵吁，目烂，口鼻生疮，吟语不识人，除热毒止痢方。

龙骨半斤，碎，以水一斗，煮取四升，沉之井底令冷，服五合，渐渐进之，恣意饮，尤宜老少。

《梅师方》治热病后下痢脓血不止，不能食。

白龙骨，末，米饮调方寸匕服。

《食疗》治伤寒热毒下血。

羚羊角末，服之即差。又疗疝气。

《圣惠方》治伤寒狐惑，毒蚀下部，肛外如䘌，痛痒不止。

雄黄半两，先用瓶子一个，口大者，内入灰，上如装香火，将雄黄烧之，候烟出，当病处熏之。

又方，主伤寒下部生䘌疮。

用乌梅肉三两，炒令燥，杵为末，炼蜜

丸,如梧桐子大,以石榴根皮煎汤,食前下
十丸。

《外台秘要方》崔氏疗伤寒手足疼
欲脱。

取羊屎煮汁以灌之,差止。亦疗时
疾,阴囊及茎热肿,亦可煮黄柏等洗之。

《梅师方》治伤寒发豌豆疮,未成脓。

研芒消,用猪胆和涂上,效。

《经验后方》治时疾,发豌豆疮及赤
疮子未透,心烦狂躁,气喘妄语,或见
鬼神。

龙脑一钱,细研,旋滴猪心血和丸,如
鸡头肉大,每服一丸,紫草汤下,少时心神
便定,得睡,疮复发透,依常将息取安。

《药性论》云:虎杖治大热烦躁,止渴
利小便,压一切热毒。暑月和甘草煎,色如
琥珀可爱堪著,尝之甘美,瓶置井中,令冷
彻如水,白瓷器及银器中贮,似茶啜之,时
人呼为冷饮子,又且尊于茗,能破女子经候
不通,捣以酒浸,常服。有孕人勿服,破血。

治时气病起诸劳复①方第十四

凡得毒病愈后，百日之内，禁食猪、犬、羊肉，并伤血，及肥鱼久腻、干鱼，则必大下痢，下则不可复救。又禁食面食、胡蒜、韭薤、生菜、虾鲔辈，食此多致复发，则难治，又令到他年数发也。

治笃病新起早劳及食饮多，致欲死方

烧鳖甲，服方寸匕。

又方，以水服胡粉少许。

又方，粉三升，以暖水和服之，厚覆取汗。

又方，干苏一把，水五升，煮取二升，尽服之。无干者，生亦可用，加生姜四两，豉一升。

又方，鼠矢两头尖者二七枚，豉五合。以水三升，煎半，顿服之，可服温覆取汗，愈。有麻子仁内一升，加水一升，弥良。亦可内枳实、葱白一虎口也。

---

① 劳复：原作"复劳"，据四库本乙正。

又方，取伏鸡子壳碎之，熬令黄黑，细末，热汤服一合，温覆取汗。

又方，大黄、麻黄各二两，栀子仁十四枚，豉一升。水五升，煮取三升，分再服，当小汗及下痢。

又方，浓煮甘皮服之，芦根亦佳。

觉①多而发复方。

烧饭筛末，服方寸匕，良。

治交接劳复，阴卵肿，或缩入腹，腹中绞痛，或便绝方

烧妇人月经衣，服方寸匕。

又方，取豚子一枚，撞之三十六，放于户中，逐使喘极，乃刺胁下取血一升，酒一升，合和饮之。若卒无者，但服血，慎勿使②冷。应用豭③豚。

---

① 觉：四库本作“食”。

② 使：原作“便”，形近致误。据道藏本及四库本改。

③ 豭：雄性动物。《广雅·释兽》：“豭，雄也。”《史记·仲尼弟子列传》：“子路性鄙，好勇力，志伉直，冠雄鸡，佩豭豚。”

又方，取所交接妇人衣，覆男子上一食久，活。

又方，取猳豚胫及血，和酒饮之，差。

又方，刮青竹茹二升，以水三升，煮令五六沸，然后绞去滓，以竹茹汤温服之。此方亦通治劳复。

又方，矾石一分，消三分。末，以大麦粥清，可方寸匕，三服，热毒随大小便出。

又方，取蓼子一大把，水挼取汁，饮一升。干者，浓取汁服之。葱头捣，以苦酒和服，亦佳。

又方，蚯蚓数升，绞取汁服之，良。

若差后，病男接女，病女接男，安者阴易，病者发复，复者亦必死。

卒阴易病，男女温病差后，虽数十日，血脉未和，尚有热毒，与之交接者，即得病，曰阴易，杀人甚于时行，宜急治之。令① 人身体重，小腹急，热上冲② 胸，头重

---

① 令：四库本作"治"。

② 冲：原作"肿"，据《伤寒论》改。

不能举,眼中生瞙,膝胫拘急欲死方

取妇人裈亲阴上者,割取烧,末,服方寸匕,日三,小便即利,而阴微肿者,此当愈。得童女裈亦良。若女病,亦可用男裈。

又方,鼠矢两头尖者二七枚,蓝一把。水五升,煮取二升,尽服之,温覆取汗。

又方,蚯蚓二十四枚,水一斗,煮取三升,一服,仍①取汗并良。

又方,末干姜四两,汤和顿服,温覆取汗,得解止。

又方,男初觉,便灸阴三七壮,若已尽,甚至百壮即愈,眼无妨,阴道疮复常。

两男两女并不自相易,则易之为名,阴阳交换之谓也。

凡欲病人不复

取女人手足爪二十枚,又取女中下裳带一尺烧灰,以酒若米饮服之。

---

① 仍:介词,表示因果关系,相当于"于是""因而"。《尔雅·训诂下》:"仍,乃也。"

大病差后,小劳便鼻衄方

左顾牡蛎十分,石膏五分。捣末,酒服方寸匕,日三四。亦可蜜丸服,如梧子大,服之。

大病差后,多虚汗,及眼[①]中流汗方

杜仲、牡蛎分等。暮卧水服,五匕则停,不止更作。

又方,甘草二两,石膏二两。捣末,以浆服方寸匕,日二服,差。

又方,龙骨、牡蛎、麻黄根。末,杂粉以粉身,良。

又,差复虚烦不得眠,眼中痟疼[②],懊忱

豉七合,乌梅十四枚。水四升,先煮梅,取二升半,内豉,取一升半,分再服。无乌梅,用栀子十四[③]枚亦得。

又方,黄连四两,芍药二两,黄芩一两,胶三小挺。水六升,煮取三升,分三

087

---

① 眼:《医心方》作"眠"。当据改。

② 痟疼:酸疼。

③ 十四:《外台》作"四"。

服。亦可内乳子黄①二枚。

又方②，千里流水一石，扬之万度，二斗半③，半夏二两洗之，秫米一斗，茯苓四两，合煮得五升，分五服。

附方

《梅师方》治伤寒差后，交接发动，困欲死，眼不开，不能语方。

栀子三十枚，水三升，煎取一升服。

治瘴气疫疠温毒诸方第十五

辟瘟疫药干散

大麻仁、柏子仁、干姜、细辛各一两，附子半两（炮）。捣筛，正旦以井华水举家各服方寸匕，疫极则三服，日一服。

---

① 乳子黄：《伤寒论》作"鸡子黄"。

② 方：《外台》作"半夏茯苓汤方"。

③ 二斗半：《外台》作"澄取二斗"。

老君神明白①散

白②术一两，附子三两，乌头四两，桔梗二两半，细辛一两。捣筛，正旦服一钱匕，一家合药，则一里无病。此带行，所遇病气皆消。若他人有得病者，便温酒服之方寸匕，亦得。病已四五日，以水三升，煮散服一升，覆取汗出也。

赤散方

牡丹五分，皂荚五分（炙之），细辛、干姜、附子各三分，肉桂二分，真珠四分，踯躅四分。捣筛为散，初觉头强邑邑，便以少许内鼻中吸之，取吐，温酒服方寸匕，覆眠得汗，即差。晨夜行及视病，亦宜少许，以内粉粉身佳。牛马疫，以一匕著舌下溺灌，日三四度，甚妙也。

度瘴散，辟山瘴恶气，若有黑雾郁勃及西南温风，皆为疫疠之候。方

麻黄、椒各五分，乌头三分，细辛、术、

---

① 白：四库本无此字。

② 白：原脱，据四库本及《医心方》补。

防风、桔梗、桂、干姜各一分。捣筛，平旦
酒服一钱①匕。辟毒诸恶气，冒雾行，尤
宜服之。

太乙流金方

雄黄三两，雌黄二两，矾石、鬼箭各一
两半，羖羊角二两。捣为散，三角绛囊贮
一两，带心前并挂②门户上。月旦③青布
裹一刀圭，中庭烧。温病人亦烧熏之，
即差。

辟天行疫疠

雄黄、丹砂、巴豆、矾石、附子、干姜分
等。捣，蜜丸，平旦向日吞之一丸，如胡麻
大，九日止，令无病。

常用辟温病散方

真珠、肉桂各一分，贝母三分（熬
之），鸡子白（熬令黄黑）三分。捣筛，岁
旦服方寸匕。若岁中多病，可月月朔望服

---

① 钱：原作"盏"，据四库本及《医心方》改。

② 挂：原脱，据《外台》补。

③ 月旦：此上《外台》有"若逢大疫之年"
六字。

之,有病即愈。病人服者,当可大效。

虎头杀鬼方

虎头骨五两,朱砂、雄黄、雌黄各一两半,鬼臼、皂荚、芜荑各一两。捣筛,以蜡蜜和如弹丸,绛囊贮,系臂,男左女右。家中悬屋四角。月朔望夜半,中庭烧一丸。一方有菖蒲、藜芦,无虎头、鬼臼、皂荚,作散带之。

赵泉黄膏方

大黄、附子、细辛、干姜、椒、桂各一两,巴豆八十枚(去心皮)。捣细,苦酒渍之宿,腊月猪膏二斤,煎三上三下,绞去滓,密器贮之,初觉勃色,便热如梧子大一丸,不差,又服。亦可火炙以摩身体数百遍,佳。并治贼风走游皮肤,并良。可预合之,便服即愈也。

单行方术

西南社中柏东南枝,取暴干,末,服方寸匕,立差。

又方,正月上寅日捣女青屑,三角绛

囊贮，系户上帐前，大吉。

又方，马蹄木，捣屑二两，绛囊带之，男左女右。

又方，正月朔旦及七月，吞麻子、小豆各二七枚。又，各二七枚投井中。又，以附子二枚，小豆七枚，令女子投井中。

又方，冬至日，取雄赤鸡作腊，至立春煮食尽，勿分他人。二月一日，取东行桑根，大如指，悬门户上，又人人带之。

又方，埋鹊于圊前。

断温病令不相染

著断发仍使长七寸，盗著病人卧席下。

又方，以绳度所住户中壁，屈绳结之。

又方，密以艾灸病人床四角各一壮，不得令知之，佳也。

又方，取小豆，新布囊贮之，置井中三日出，举家男服十枚，女服二十枚。

又方，桃木中虫矢，末，服方寸匕。

又方，鲍鱼头，烧三指撮，小豆七枚，

合末服之，女用豆二十七枚。

又方，熬豉杂土酒渍，常将服之。

又方，以鲫鱼密致卧下，勿令知之。

又方，柏子仁、细辛、糯米、干姜①三分，附子一分。末，酒服方寸匕，日服三，服十日。

又方，用麦蘗，服糯米、干姜，又云麻子仁，可作三种服之。

附方

《外台秘要》辟瘟方。

取上等朱砂一两，细研，白蜜和丸，如麻子大。常以太岁日平旦，一家大小勿食诸物，面向东立，各吞三七丸，永无疾疫。

---

① 干姜：此下疑脱一"各"字。

卷之三

治寒热诸疟方第十六

治疟病方

鼠妇、豆豉二七枚。合捣令相和,未发时服二丸,欲发时服一丸。

又方,青蒿一握,以水二升渍,绞取汁,尽服之。

又方,用独父蒜,于白炭上烧之,末,服方寸匕。

又方,五月五日蒜一片去皮,中破之,刀割令容巴豆一枚,去心皮,内蒜中令合,以竹挟以火炙之,取可热,捣为三丸。未发前服一丸,不止,复与一丸。

又方,取蜘蛛一枚,芦管中密塞管中,以缩颈,过发时,乃解去也。

又方,日始出时,东向日再拜,毕,正

长跪，向日叉手，当闭气，以书墨注其管两耳中，各七注，又丹书舌上，言子日死，毕，复再拜，还去勿顾，安卧勿食，过发时断，即差。

又方，多煮豉汤，饮数升，令得大吐，便差。

又方，取蜘蛛一枚，著饭中，合丸吞之。

又方，临发时，捣大附子下筛，以苦酒和之，涂背上。

又方，鼠妇虫子四枚，各一以饴糖裹之，丸服便断，即差。

又方，常山（捣下筛成末）三两，真丹一两。白蜜和，捣百杵，丸如梧子。先发服三丸，中服三丸，临卧服三丸，无不断者，常用效。

又方，大开口，度上下唇，以绳度心头，灸此度下头百壮，又灸脊中央五十壮，过发时，灸二十壮。

又方，破一大豆去皮，书一片作日字，

一片作月字，左手持日，右手持月，吞之立愈，向日服之，勿令人知也。

又方，皂荚三两（去皮炙），巴豆一两（去心皮）。捣，丸如大豆大，一服一枚。

又方，巴豆一枚（去心皮），射罔如巴豆大，枣一枚（去皮）。合捣成丸，先发各服一丸，如梧子大也。

又方，常山、知母、甘草、麻黄等分。捣，蜜和丸如大豆。服三丸，比发时令过毕。

又方，常山三两，甘草半两。水酒各半升，合煮取半升，先发时一服，比发令三服尽。

又方，常山三两，锉，以酒三升，渍二三日，平旦作三合服，欲呕之，临发又服二合，便断。旧酒亦佳，急亦可煮。

又方，常山三两，秫米三百粒。以水六升，煮取三升，分之服，至发时令尽。

又方，若发作无常，心下烦热。

取常山二两，甘草一两半，合以水六

升，煮取二升，分再服，当快吐，仍断，勿饮食。

老疟久不断者

常山三两，鳖甲一两（炙），升麻一两，附子一两，乌贼骨一两。以酒六升渍之，小令近火，一宿成，服一合，比发可数作。

又方，藜芦、皂荚各一两（炙），巴豆二十五枚。并捣，熬令黄，依法捣，蜜丸如小豆。空心服一丸，未发时一丸，临发时又一丸，勿饮食。

又方，牛膝茎叶一把，切，以酒三升服，令微有酒气。不即断，更作，不过三服而止。

又方，末龙骨方寸匕，先发一时，以酒一升半，煮三沸，及热尽服，温覆取汗，便即效。

又方，常山三两，甘草半两，知母一

---

① 仍：介词，表示因果关系，相当于"于是""因而"。《尔雅·训诂下》："仍，乃也。"

两。捣,蜜丸。至先发时,服如梧子大十丸,次服减七九八九,后五六丸,即差。

又方,先发二时,以炭火床下,令脊脚极暖,被覆,过时乃止。此治先寒后热者。

又方,先炙鳖甲,捣末方寸匕,至时令三服尽,用火炙,无不断。

又方,常山三两,捣筛,鸡子白和之丸,空腹三十九,去发食久三十九,发时三十九,或吐或否也,从服药至过发时勿饮食。

治温疟不下食

知母、鳖甲炙、常山各二两,地骨皮三两(切),竹叶一升切,石膏四两。以水七升,煮二升五合,分温三服。忌蒜、热面、猪、鱼。

治瘅疟

常山、黄连、豉(熬)各三两,附子二两(炮)。捣筛,蜜丸。空腹服四丸,欲发三丸,饮下之。服药后至过发时,勿吃食。

若兼诸痢者

黄连、犀角各三两，牡蛎、香豉各二两（并熬），龙骨四两。捣筛，蜜丸。服四十丸，日再服，饮下。

无时节发者

常山二两，甘草一两半，豉五合（绵裹）。以水六升，煮取三升，再服，快吐。

无问年月，可治三十年者

常山、黄连各三两。酒一斗，宿渍之，晓以瓦釜煮取六升，一服八合，比发时令得三服，热当吐，冷当利，服之无不差者，半料合服得。

劳疟积久，众治不差者

生长大牛膝一大虎口，以水六升，煮取二升，空腹一服，欲发一服。

禳一切疟

是日抱雄鸡，一时令作大声，无不差。

又方，未发头向南卧，五心及额舌七处，闭气书鬼字。

咒法

发日执一石于水滨,一气咒云:昬昬圆圆,行路非难,捉取疟鬼,送与河官,急急如律令。投于水,不得回顾。

治一切疟,乌梅丸方

甘草二两,乌梅肉(熬)、人参、桂心、肉苁蓉、知母、牡丹各二两,常山、升麻、桃仁(去皮尖,熬)、乌豆皮(熬膜取皮)各三两。桃仁研,欲丸入之,捣筛,蜜丸,苏屠白捣一万杵。发日五更酒下三十丸,平旦四十九,欲发四十九,不发日空腹四十九,晚三十丸,无不差。徐服后十余日,吃肥肉发之也。

乞见疟

白驴蹄二分(熬),大黄四分,绿豆三分(末),砒霜二分,光明砂半分,雄黄一分。捣,蜜丸如梧子。发日平旦冷水服二丸,七日内忌油。

附方

《外台秘要》治疟不痊。

干姜、高良姜等分。为末，每服一钱，水一中盏，煎至七分服。

《圣惠方》治久患劳疟瘴等方。

用鳖甲三两，涂酥，炙令黄，去裙为末，临发时温酒调下二钱匕。

治疟

用桃仁一百个，去皮尖，于乳钵中细研成膏，不得犯生水，候成膏，入黄丹三钱，丸如梧子大。每服三丸，当发日面北，用温酒吞下，如不饮酒，井花水亦得。五月五日午时合，忌鸡犬妇人见。

又方，用小蒜，不拘多少，研极烂，和黄丹少许，以聚为度，丸如鸡头大，候干。每服一丸，新汲水下，面东服，至妙。

治卒发癫狂病方第十七

治卒癫疾方

灸阴茎上宛宛中三壮，得小便通则愈。

又方，灸阴茎上三壮，囊下缝二七壮。

又方，灸两乳头三壮，又灸足大指本聚毛中七壮，灸足小指本节七壮。

又方，取莨苕一升，捣三千杵，取白犬倒悬之，以杖犬，令血出，承取以和莨苕末，服如麻子大一丸，三服取差。

又方，莨菪子三升，酒五升渍之，出曝干，渍尽酒止，捣，服一钱匕，日三。勿多，益狂。

又《小品》癫狂莨菪散

莨菪子三升，末之，酒一升，渍多日，出，捣之，以向汁和绞去滓，汤上煎，令可丸。服如小豆三丸，日三。口面当觉急，头中有虫行者，额及手足应有赤色处，如此必是差候。若未见，服取尽矣。

又方，末房葵，温酒服一刀圭至二三，身润又小不仁为候。

又方，自缢死者绳，烧，三指撮，服之。

凡癫疾，发则仆地，吐涎沫无知，强掠起如狂，反遗粪者难治。

治卒发狂方

烧虾蟆，捣末，服方寸匕，日三服之，酒服。

又方，卧其人著地，以冷水淋其面，为终日淋之。

治卒狂言鬼语方

针其足大拇指爪甲下入少许，即止。

又方，以甑带急合缚两手，火灸左右胁，握肘头纹俱起，七壮，须臾，鬼语自道姓名，乞去，徐徐诘问，乃解手耳。

凡狂发则欲走，或自高贵称神圣，皆应备诸火灸，乃得永差耳。

若或悲泣呻吟者，此为邪魅，非狂，自依邪方治之

《近效方》以生蚕纸作灰，酒水任下，差。疗风癫也。

附方

《斗门方》治癫痫。

用艾于阴囊下谷道正门当中间，随年数灸之。

《千金方》治风癫百病。

麻仁四升，水六升，猛火煮令牙生，去滓，煎取七合，旦空心服，或发或不发，或多言语，勿怪之，但人摩手足须定，凡进三剂愈。

又方，治狂邪发无时，披头大叫，欲杀人，不避水火。

苦参，以蜜丸如梧子大。每服十九，薄荷汤下。

《外台秘要》治风痫，引胁牵痛，发作则吐，耳如蝉鸣。

天门冬，去心皮，曝干，捣筛，酒服方寸匕。若人久服，亦能长生。

《广利方》治心热风痫。

烂龙角，浓研汁，食上服二合，日再服。

《经验后方》治大人小儿久患风痫，缠喉喉嗽，遍身风疹，急中涎潮。

此等① 药不大吐逆，只出涎水，小儿

----

① 此等：原作"等此"，据四库本乙正。

服一字①。瓜蒂不限多少，细碾为末，壮年一字②，十五以下、老怯半字③，早晨井花水下，一食顷含沙糖一块，良久涎如水出，年深涎尽，有一块如涎布水上如鉴矣。涎尽食粥一两日，如吐多困甚，即咽麝香汤一盏，即止矣。麝细研，温水调下。昔天平尚书觉昏眩，即服之，取涎有效。

《明皇杂录》云：开元中有名医纪朋者，观人颜色谈笑，知病深浅，不待诊脉。帝闻之，召于掖庭中，看一宫人，每日昃④则笑歌啼号若狂疾，而足不能履地，朋视之曰：此必因食饱而大促力，顿仆于地而然。乃饮以云母汤，令熟寐，觉而失所苦，问之乃言：因太华公主载诞宫中，大陈歌吹，某乃主讴，惧其声不能清且长，吃豚蹄

---

① 字：四库本作"匙"。

② 字：四库本作"匙"。

③ 字：四库本作"匙"。

④ 昃：太阳偏西。《说文·日部》："厢（昃），日在西方时。侧也，从日，仄声。"《易·离》："日昃之离，何可久也。"

羹,饱而当筵歌大曲,曲罢觉胸中甚热,戏
于砌台上,高而坠下,久而方悭,病狂足不
能及地。

治卒得惊邪恍惚方第十八

治人心下虚悸方

麻黄、半夏等分。捣,蜜丸。服如大
豆三丸,日三,稍增之。半夏,汤洗去
滑,干。

治惊忧怖迫逐,或惊恐失财,或激愤惆怅,致志气错越,心行违僻不得安定者

龙骨、远志、茯神、防风、牡蛎各二两,
甘草七两,大枣七枚。以水八升,煮取二
升,分再服,日日作之,取差。

又方,茯苓、干地黄各四两,人参、桂
各三两,甘草二两,麦门冬一升(去心),
半夏六两(洗滑),生姜一斤。以水一斗,
又杀乌鸡取血及肝心,煮三升,分四服,日
三夜一。其间少食无爽,作三剂差。

又方,白雄鸡一头(治如食),真珠四

两（切），薤白四两。以水三升，煮取二升，宿勿食，旦悉食鸡等及饮汁尽。

又有镇心定志诸丸，在大方中。

治卒中邪鬼，恍惚振噤方

灸鼻下人中，及两手足大指爪甲本，令艾丸在穴上各七壮，不止，至十四壮，愈。此事本在杂治中。

治女人与邪物交通，独言独笑，悲思恍惚者

末雄黄一两，以松脂二两溶和，虎爪搅，令如弹丸，夜内火笼中烧之，令女人侵①坐其上，被急自蒙，唯出头耳，一尔未差，不过三剂，过自断也。

又方，雄黄一两，人参一两，防风一两，五味子一升。捣筛，清旦以井水服方寸匕，三服差。

师往以针五枚，内头髻中，狂病者则以器贮水，三赤②新布覆之，横大刀于上，

---

① 侵：四库本作"寝"。

② 赤：通"尺"。《风俗通·正失》："封者立石高一丈二赤。"

悉乃矜庄呼见其人，其人必欲起走，慎勿听，因取一喷之，一呵视，三通乃熟，拭去水，指弹额上近发际，问欲愈乎，其人必不肯答，如此二七弹乃答，欲因杖针刺鼻下人中近孔内侧空停针，两耳根前宛宛动中停针，又刺鼻直上入发际一寸，横针又刺鼻直上入，乃具诘问，怜怜醒悟，则乃止矣。

若男女喜梦与鬼通致恍惚者

锯截鹿角屑，酒服三指撮，日三。

附方

张仲景主心下悸，半夏麻黄丸。

二物等分，末，蜜丸如小豆。每服三丸，日三。

《简要济众方》每心脏不安，惊悸善忘，上膈风热，化痰。

白石英一两，朱砂一两。同研为散，每服半钱，食后、夜卧金银汤调下。

心中客热，膀胱间连胁下气妨，常旦忧愁不乐，兼心忪者。

取莎草根二大斤，切，熬令香，以生绢袋贮之，于三大斗无灰清酒中浸之，春三月浸一日，即堪服，冬十月后即七日，近暖处乃佳。每空腹服一盏，日夜三四服之，常令酒气相续，以知为度。若不饮酒，即取莎草根十两，加桂心五两，芜荑三两，和捣为散，以蜜和为丸，捣一千杵，丸如梧子大。每空腹以酒及姜蜜汤饮汁等下二十丸，日再服，渐加至三十丸，以差为度。

治中风诸急方第十九

治卒中急风，闷乱欲死方

灸两足大指下横纹中，随年壮。又别有续命汤。

若毒急不得行者

内筋急者，灸内踝；外筋急者，灸外踝上，二十壮。若有肿痹虚者，取白敛二分，附子一分，捣，服半刀圭，每日可三服。

若眼上睛垂者

灸目两眦后，三壮。

若不识人者

灸季胁头,各七壮,此胁小肋屈头也。

不能语者

灸第二槌或第五槌上,五十壮。又别有不得语方,在后篇中矣。

又方,豉、茱萸各一升,水五升,煮取二升,稍稍服。

若眼反口噤,腹中切痛者

灸阴囊下第一横理,十四壮。又别有服膏之方。

若狂走欲斫刺人,或欲自杀,骂詈不息,称鬼语者

灸两口吻头赤肉际,各一壮。又灸两肘屈中,五壮。又灸背胛中间,三壮。三日报灸三。仓公秘法,又应灸阴囊下缝三十壮。又别有狂邪方。

若发狂者

取车毂中脂如鸡子,热温淳苦酒,以投脂,甚搅令消,服之令尽。

若心烦恍惚,腹中痛满,或时绝而复苏者

取釜下土五升,捣筛,以冷水八升和之,取汁,尽服之。口已噤者,强开,以竹筒灌之,使得下入便愈,甚妙。

若身体角弓反张,四肢不随,烦乱欲死者

清酒五升,鸡白矢一升,捣筛合和,扬之千遍,乃饮之,大人服一升,日三,少小五合,差。

若头身无不痛,颠倒烦满欲死者

取头垢如大豆大,服之。并囊贮大豆,蒸熟,逐痛处熨之,作两囊更番为佳。若无豆,亦可蒸鼠壤土熨。

若但腹中切痛者

取盐半斤,熬令水①尽,著口中,饮热汤二升,得便吐愈。

又方,附子六分,生姜三两(切)。以水二升,煮取一升,分为再服。

---

① 水:原脱,据《证类本草》补。

若手足不随,方

取青布烧作烟,就小口器中熏痛处。

又方,豉三升,水九升,煮取三升,分三服。又,取豉一升(微熬),囊贮,渍三升酒中三宿,温服,微令醉为佳。

若身中有掣痛,不仁不随处者

取干艾叶一纠①许,丸之,内瓦甑下,塞余孔②,唯留一目,以痛处著甑目下,烧艾以熏之,一时间愈矣。

又方,取朽木③削之,以水煮令浓,热灼灼尔以渍痛处,效。

若口噤不开者

取大豆五升,熬令黄黑,以酒五升渍取汁,以物强发口而灌之,毕,取汗。

又方,独活四两,桂二两。以酒水二升,煮取一升半,分为三服,开口与之,温卧,火炙令取汗。

---

① 纠:《医心方》作"斛"。

② 孔:《医心方》作"目"。

③ 朽木:《医心方》作"好术"。

若身直不得屈伸反覆者

取槐皮黄白者切之，以酒共水六升，煮取二升，去滓，适寒温，稍稍服之。

又方，刮枳树皮，取一升，以酒一升，渍一宿，服五合至一升，酒尽更作，差。

若口喎僻者

衔奏灸口吻口横纹间，觉火热便去艾，即愈。勿尽艾，尽艾则太过。若口左僻灸右吻，右僻灸左吻。又灸手中指节上一丸，喎右灸左也。又有灸口喎法，在此后也。

又方，取空青末①，著口中，入咽即愈。姚同。

又方，取蜘蛛子摩其偏急颊车上，候视正则止。亦可向火摩之。

又方，牡蛎、矾石、附子、灶中黄土分等。捣末，以三岁雄鸡冠血和敷急上，持水著边，视欲还正，便急洗去药，不著更涂上，便愈。

---

① 末：此下《证类本草》有"一豆许"三字。

又方，鳖甲、乌头①涂之，欲正，即揭去之。

若四肢逆冷

吐清汁，宛转啼呼者。

取桂一两，㕮咀，以水三升，煮取二升，去滓，适寒温，尽服。

若关节疼痛

蒲黄八两，附子一两（炮）。合末之，服一钱匕，日三，稍增至方寸匕。

若骨节疼烦不得屈伸，近之则痛，短气得汗②出，或欲肿者

附子二两，桂四两，术三两，甘草二两。水六升，煮取三升，分三服，汗出愈也。

若中暴风，白汗③出如水者。

石膏、甘草各等分。捣，酒服方寸匕，日移一丈，辄一服也。

---

① 鳖甲乌头：《医心方》作"鳖血和乌头"。

② 得汗：《医心方》作"自汗"。

③ 白汗：疑当作"自汗"。

若中缓风，四肢不收者

豉三升。水九升，煮取三升，分为三服。日二作之。亦可酒渍煮饮之。

若卒中风瘫，身体不自收，不能语，迷昧不知人者

陈元狸骨膏至要，在备急药方中。

附方_{头风头痛附}

《经验方》治急中风，目瞑牙噤，无门下药者，用此末子，以中指点末，揩齿三二十，揩大牙左右，其口自开，始得下药，名开关散。

天南星（捣为末）、白龙脑。二件各等分，研，自五月五日午时合，患者只一字至半钱。

《简要济众》治中风口噤不开，涎潮吐方。

用皂角一挺，去皮，涂猪脂，炙令黄色，为末。每服一钱匕，非时温酒服。如气实脉大，调二钱匕。如牙关不开，用白梅揩齿，口开即灌药，以吐出风涎，差。

治中风不省人事，牙关紧急者。

藜芦一两，去芦头，浓煎，防风汤浴过，焙干，碎切，炒微褐色，捣为末。每服半钱，温水调下，以吐出风涎为效。如人行二里未吐，再服。

又，治胆风毒气，虚实不调，昏沉睡多。

酸枣仁一两（生用），金挺蜡茶二两（以生姜汁涂，炙令微焦）。捣罗为散，每服二钱，水七分，煎六分，无时温服。

《孙尚药》治卒中风，昏昏若醉，形体昏闷，四肢不收，或倒或不倒，或口角似斜，微有涎出，斯须不治，便为大病，故伤人也。此证风涎潮于上膈，痹气不通，宜用急救稀涎散。

猪牙皂角四挺（须是肥实不蛀，削去黑皮），晋矾一两（光明通莹者）。二味同捣，罗为细末，再研为散。如有患者，可服半钱，重者三字匕，温水调灌下，不大呕吐，只是微微涎稀令出，或一升二升，当时惺惺，次缓而调治，不可便大段治，恐过伤人命。累经效，不能尽述。

《梅师方》疗瘫缓风，手足軃曳，口眼㖞斜，语言謇涩，履步不正，神验乌龙丹。

川乌头（去皮脐了）、五灵脂各五两。

上为末，入龙脑、麝香，研令细匀，滴水丸如弹子大。每服一丸，先以生姜汁研化，次暖酒调服之，一日两服，空心晚食前服。治一人只三十丸，服得五七丸，便觉抬得手，移得步，十丸可以自梳头。

《圣惠方》治一切风疾，若能久服，轻身明目，黑髭驻颜。

用南烛树，春夏取枝叶，秋冬取根皮，拣择细锉，五升，水五斗，慢火煎取二斗，去滓，别于净锅中慢火煎如稀饧，以瓷瓶贮，温酒下一匙，日三服。

又方，治风立有奇效。用木天蓼一斤，去皮，细锉，以生绢袋贮，好酒二斗浸之，春夏一七日，秋冬二七日后开，每空心日午初夜合温饮一盏，老幼临时加减。若长服，日只每朝一盏。

又方，治中风口㖞。

巴豆七枚，去皮烂研，㖞左涂右手心，㖞右涂左手心，仍以暖水一盏，安向手心，须臾即便正，洗去药，并频抽掣中指。

又方，治风头旋。

用蝉壳二两，微炒为末，非时温酒下一钱匕。

《千金方》治中风，面目相引偏僻，牙车急，舌不可转。

桂心，以酒煮取汁，故布蘸搨病上，正即止①。左㖞搨右，右㖞搨左，常用大效。

又方，治三年中风不效②者。

松叶一斤，细切之，以酒一斗，煮取三升，顿服，取汗出，立差。

又方，主卒中风，头面肿。

杵杏仁如膏，傅之。

又方，治头面风，眼眴鼻塞，眼暗

---

① 止：原作"正"，据四库本改。

② 效：原作"较"，据四库本改。

冷泪。

杏①仁三升，为末，水煮四五沸，洗头冷汗尽，三度差。

《外台秘要》治卒中风中喝。

皂角五两，去皮，为末，三年大醋和，右喝涂左，左喝涂右，干乃②敷之，差。

又，治偏风及一切风。

桑枝，锉一大升，用今年新嫩枝，以水一大斗，煎取二大升，夏用井中沉，恐酢坏，每日服一盏，空心服，尽又煎服，终身不患偏风。若预防风，能服一大升佳。

又，主风身体如虫行。

盐一斗，水一石，煎减半，澄清，温洗三五度，治一切风。

葛氏方治中风寒瘟，直口噤不知人。

鸡屎白一升，熬令黄，极热，以酒三升，和搅去滓，服。

《千金翼方》治热风汗出心闷。

---

① 杏：原作"杳"，据四库本改。

② 乃：原作"及"，据四库本改。

水和云母服之，不过再服，立差。

《箧中方》治风头及脑掣痛不可禁者，摩膏主之。

取牛蒡茎叶，捣取浓汁二升，合无灰酒一升，盐花一匙头，塘火煎令稠，成膏，以摩痛处，风毒散自止。亦主时行头痛。摩时须极力令作热，乃速效。冬月无叶，用根代之亦可。

《经验后方》治中风及壅滞。

以旋覆花（洗尘令净）捣末，炼蜜丸，如梧子大。夜卧以茶汤下五丸至七丸十丸。

又方，解风热，疏积热风壅，消食，化气，导血，大解壅滞。

大黄四两，牵牛子四两（半生半熟）。为末，炼蜜为丸，如梧子大。每服茶下一十丸，如要微动，吃十五丸。冬月宜服，并不搜搅人。

《集验方》治风热心躁，口干狂言，浑身壮热，及中诸毒，龙脑甘露丸。

寒水石半斤（烧半日，净地坑内，盆合四面，湿土壅起，候经宿取出），入甘草（末）、天竺黄各二两，龙脑二分，糯米膏丸，弹子大，蜜水磨下。

《食医心镜》主中风心肺风热，手足不随，及风痹不任，筋脉五缓，恍惚烦躁。

熊肉一斤，切，如常法调和作腌腊，空腹食之。

又，主风挛拘急偏枯，血气不通利。

雁肪四两，炼，滤过，每日空心暖酒一杯，肪一匙头，饮之。

同经曰：治历节诸风，骨节疼痛，昼夜不可忍者。

没药半两研，虎脑骨三两，涂酥，炙黄色，先捣罗为散，与没药同研令细，温酒调二钱，日三服，大佳。

《圣惠方》治历节风，百节疼痛不可忍。

用虎头骨一具，涂酥炙黄，槌碎，绢袋贮，用清酒二斗，浸五宿，随性多少，暖饮之,妙。

《外①台秘要方》疗历节诸风,百节酸痛不可忍。

松脂三十斤(炼五十遍,不能五十遍,亦可二十遍用)。以炼酥三升,温和松脂三升,熟搅令极稠,旦空腹以酒服方寸匕,日三,数食面粥为佳。慎血腥、生冷、酢物、果子一百日,差。

又方,松节酒,主历节风,四肢疼痛如解落。

松节二十斤,酒五斗,渍二七日。服一合,日五六服。

《斗门方》治白虎风所患不以②,积年久治无效,痛不可忍者。

用脑、麝、枫柳皮,不限多少,细锉焙干,浸酒。常服,以醉为度,即差。今之寄生枫树上者,方堪用。其叶亦可制砒霜

---

① 外:原作"内",据《外台》改。

② 以:四库本作"已"。按,以通"已"。《正字通·人部》:"以,与已同,毕也,止也。"《墨子·号令》:"事以,各以其记取之。"

粉，尤妙矣。

《经验后方》治白虎风，走注疼痛，两膝热肿。

虎胫骨（涂酥，炙）、黑附子（炮裂，去皮脐）各一两。为末，每服温酒调下二钱匕，日再服。

《外台秘要》治瘑疬风及三年。

酢磨乌贼鱼骨，先布磨，肉赤即敷之。

又，治瘑疬风。

酢磨硫黄敷之，止。

《圣惠方》治瘑疬风。

用羊蹄菜根，于生铁上以好醋磨，旋旋刮取，涂于患上。未差，更入硫黄少许，同磨涂之。

《集验方》治颈项及面上白驳[①]浸淫渐长，有似癣，但无疮，可治。

鳗鲡鱼脂敷之，先拭剥上刮，使燥痛，

---

① 驳：通"驳"，此处为颜色不纯之义。清·朱骏《说文段借义证·马部》："驳，驳声同，形尤近，故驳可为驳之段借。"《汉书·梅福传》："一色成体谓之醇，白黑杂合谓之驳。"

后以鱼脂敷之，一度便愈，甚者不过三度。

《圣惠方》治白驳。

用蛇蜕，烧末醋调，敷上佳。

又方，治中风烦热，皮肤瘙痒。

用醍醐四两，每服酒调下半匙。

《集验方》治风气客于皮肤，瘙痒不已。

蜂房（炙过）、蝉蜕等分。为末，酒调一钱匕，日三二服。

又方，蝉蜕、薄荷等分。为末，酒调一钱匕，日三服。

《北梦琐言》云：有一朝士见梁奉御，诊之曰：风疾已深，请速归去。朝士复见廓州马医赵鄂者，复诊之，言疾危，与梁所说同矣。曰：只有一法，请官人试吃消梨，不限多少，咀龁不及，绞汁而饮。到家旬日，唯吃消梨，顿爽矣。

《千金方》治头风头痛。

大豆三升，炒令无声，先以贮一斗二升，瓶一只，贮九升清酒，乘豆热即投于酒中，密泥封之七日，温服。

《孙真人方》治头风痛。

以豉汤洗头，避风即差。

《千金翼》治头风。

捣葶苈子，以汤淋取汁，洗头上。

又，主头风。

沐头，吴茱萸二升，水五升，煮取三升，以绵染拭发根。

《圣惠方》治头风痛，每欲天阴雨风先发者。

用桂心一两，为末，以酒调如膏，用敷顶上并额角。

陈藏器《拾遗·序》云：头疼欲死，鼻内吹消石末，愈。

《日华子》云治头痛。

水调决明子，贴太阳穴。

又方，决明子作枕，胜黑豆，治头风，明目也。

《外台秘要》治头疼欲裂。

当归二两，酒一升，煮取六合，饮至

再服。

《孙兆口诀》云治头痛。

附子（炮）、石膏（煅）等分。为末，入脑、麝少许，茶酒下半钱。

《斗门方》治卒头痛。

白僵蚕，碾为末，去丝，以熟水下[①]二钱匕，立差。

又方，治偏头痛。

用京芎，细锉，酒浸服之，佳。

《博济方》治偏头疼，至灵散。

雄黄、细辛等分。研令细，每用一字以下，左边疼吹入右鼻，右边疼吹入左鼻，立效。

《经验后方》治偏头疼，绝妙。

荜拨，为末，令患者口中含温水，左边疼，令左鼻吸一字，右边疼，令右鼻吸一字，效。

《集验方》治偏正头疼。

谷精草一两，为末，用白面调，摊纸花

_____

① 下：原脱，据四库本补。

子上贴疼处，干又换。

偏头疼方。

用生萝卜汁一蚬壳，仰卧注鼻，左痛注左，右痛注右，左右俱注亦得，神效。

《外台秘要》头风白屑如麸糠方。

竖截楮木作枕，六十日一易，新者。

治卒风瘖不得语方第二十

治卒不得语方

以苦酒煮瓜子①，薄②颈一周，以衣苞，一日一夕乃解，即差。

又方，煮大豆，煎其汁令如饴，含之。亦但浓煮饮之。

又方，煮豉汁，稍服之一日，可美酒半升中搅，分三服。

又方，用新好桂，削去皮，捣筛，三指撮，著舌下咽之。

---

① 瓜子：《外台》作"芥子"。当据改。
② 薄：四库本作"敷"。

又方，锉榖①枝叶，酒煮热灰中，沫出②，随多少饮之。

卒失声，声嘶不出方

橘皮五两③，水三升，煮取一升，去滓，顿服，倾合服之。

又方，浓煮苦竹叶，服之差。

又方，捣蘘荷根，酒和绞饮其汁。此本在杂治中。

又方，通草、干姜、附子、茯神各一两，防风、桂、石膏各二两，麻黄一两半，白术半两，杏仁三十枚。十物捣筛，为末，蜜丸，如大豆大。一服七丸，渐增加之。凡此皆中风。又有竹沥诸汤甚多，此用药虽少，而是将治所患，一剂不差，更应服之。

又方，针大椎旁一寸五分，又刺其下

---

① 榖：木名，又称"楮"，即构树。《说文·木部》："榖，楮也。"段玉裁注："《山海经》《传》曰：榖，亦名構。此一语之轻重耳。"

② 酒煮热灰中，沫出：《证类本草》作"酒煮熟，皮中沫出。"

③ 五两：《医心方》作"五具"。

停针之。

又方，矾石、桂，末，绵裹如枣，内舌下，有唾出①之。

又方，烧马勒衔铁令赤，内一升苦酒中，破一鸡子，合和饮之。

若卒中冷，声嘶哑者

甘草一两，桂二两，五味子二两，杏仁三十枚，生姜八两（切）。以水七升，煮取二升，为二服，服之。

附方

《经验后方》治中风不语。

独活一两（锉），酒二升，煎一升，大豆五合，炒有声，将药酒热投，盖良久。温服三合，未差再服。

又方，治中风不语，喉中如拽锯声，口中涎沫。

取藜芦一分，天南星一个（去浮皮，却脐子上陷一个坑子，内入陈醋一橡斗子，四面用火逼，令黄色）。同一处捣，再

_____

① 出：此上《医心方》有"吐"字。

研极细,用生蜜为丸,如赤豆大。每服三丸,温酒下。

《圣惠方》治中风,以大声咽喉不利。

以蘘荷根二两,研,绞取汁,酒一大盏,相和令匀,不计时候,温服半盏。

治风毒脚弱痹满上气方第二十一

脚气之病,先起岭南,稍来江东,得之无渐,或微觉疼痹,或两胫小满,或行起忽弱,或小腹不仁,或时冷时热,皆其候也。不即治,转上入腹,便发气①,则杀人。治之多用汤、酒、摩膏,种数既多,不但一剂,今只取单效用②,兼灸法

取好豉一升,三蒸三曝干,以好酒三斗,渍之三宿可饮,随人多少。欲预防,不必待时,便与酒煮豉服之。脚弱其得小愈,及更营诸方服之,并及灸之。

---

① 气:此下《外台》有"上"字。

② 单效用:《外台》作"单行效用方"。

次服独活酒方

独活五两，附子五两（生用，切）。以酒一斗，渍经三宿，服从一合始，以微痹为度。

又方，白矾石二斤（亦可用钟乳，末），附子三两，豉三升。酒三斗，渍四五日，稍饮之。若此有气，加苏子二升也。

又方，好硫黄三两（末之），牛乳五升。以水五升，先煮乳水至五升[①]，仍[②]内硫黄，煎取三升，一服三合。亦可直以乳煎硫黄，不用水也。卒无牛乳，羊乳亦得。

又方法，先煎牛乳三升，令减半，以五合辄服硫黄末一两，服毕，厚盖取汗，勿令得风，中间更一服，暮又一服。若已得汗，不复更取，但好将息将护之。若未差愈，后数日中亦可更作。若长将，亦可煎为丸。北人服此治脚多效，但须极好硫黄耳，可预备之。

---

① 以水五升先煮乳水至五升：原作"先煮乳水五升"，据《外台》改。

② 仍：同"乃"，于是。

若胫已满，捏之没指者

但勒^①饮乌犊牛溺二三升，使小便利，息渐渐消。当以铜器，尿取新者为佳。无乌牛，纯黄者亦可用之。

又方，取牵牛子，捣，蜜丸如小豆大。每服^②五丸，生姜汤下^③，取令小便利。亦可正尔吞之。其子黑色，正似梂子核形，市人亦卖之。

又方，三白根，捣碎，酒饮之。

又方，酒若^④水煮大豆，饮其汁。又，食小豆亦佳。又，生研胡麻，酒和服之，差。

又方，大豆三升，水一斗，煮取九升，内清酒九升，又煎取九升，稍稍饮之。小便利，则肿歇也。

---

① 勒：《证类本草》作"勤"。

② 每服：原脱，据《证类本草》补。

③ 生姜汤下：原脱，据《证类本草》补。

④ 若：或，或者。《左传·定公元年》："若从践士，若从宋，亦唯命。"

其有风引、白鸡、竹沥、独活诸汤，及八风、石斛、狗脊诸散，并别在大方中。金芽酒最为治之要，今载其方

蜀椒、茵芋、金牙、细辛、罔草、干地黄、防风、附子、地肤、蒴藋、升麻各四两，人参三两，羌活一斤，牛膝五两。十四物切，以酒四斗，渍七日，饮二三合，稍加之。亦治口不能言、脚屈，至良。

又有侧子酒，亦效。

若田舍贫家，此药可酿，拔葜及松节、松叶皆善 ①

拔葜净洗，锉之一斛，以水三斛，煮取九斗，以渍曲，及煮去滓 ②，取一斛，以 ③ 渍饭，酿之如酒法，熟即取饮，多少任意，可顿作三五斛。若用松节、叶，亦依准此法，

---

① 若田舍贫家……皆善：《外台》作"疗脚气屈弱，若田舍贫家无药者，可酿菝葜、及松节酒皆善方"。

② 及煮去滓：《外台》作"又以水二斛，煮滓"，当据改。

③ 以：原脱，据《外台》及文例补。

其汁不厌浓也。患脚屈①积年不能行，腰脊挛痹，及腹内紧结者，服之不过三五剂，皆平复如无。酿水边商陆亦佳。

其灸法孔穴亦甚多，恐人不能悉皆知处，今止疏要者，必先从上始，若直灸脚，气上不泄则危矣

先灸大椎。在项上大节高起者，灸其上面一穴耳。若气，可先灸百会五十壮，穴在头顶凹中也。

肩井各一百壮。在两肩小近头凹处，指捏之，安令正得中穴耳。

次灸膻中五十壮。在胸前两边对乳胸厌骨解间，指按觉气翕翕尔是也。一云正胸中一穴也。

次灸巨阙。在心厌尖尖四下一寸，以赤度之。凡灸以上部五穴，亦足治其气。若能灸百会、风府、胃管及五脏腧，则益佳，视病之宽急耳。诸穴出《灸经》，不可具载之。

①　脚屈：《外台》作"脚气屈弱"。

次乃灸风市百壮。在两髀外,可平倚垂手直掩髀上,当中指头大筋上捻之,自觉好也。

次灸三里二百壮。以病人手横掩,下并四指,名曰一夫指,至膝头骨下指中节是其穴,附胫骨外边捻之,凹凹然也。

次灸上廉一百壮。又灸①三里下一夫。

次灸下廉一百壮。又在上廉下一夫。

次灸绝骨二百壮。在外踝上三寸余,指端取踝骨上际,屈指头四寸便是,与下廉颇相对,分间二穴也,此下一十八穴,并是要穴,余伏兔、犊鼻穴,凡灸此壮数,不必顿毕,三日中报灸合尽。

又方,孔公孽二斤,石斛五两,酒二斗,浸,服之。

附方

《斗门方》治卒风毒,肿气急痛。

以柳白皮一斤,锉,以酒煮令热,帛裹

---

① 灸:据文例疑当作“在”。

熨肿上，冷再煮易之，甚妙也。

《圣惠方》治走注风毒疼痛。

用小芥子，末，和鸡子白调敷之。

《经验后方》治风毒骨髓疼痛。

芍药二分，虎骨一两（炙）。为末，夹绢袋贮，酒三升，渍五日。每服二合，日三服。

《食医心镜》除一切风湿痹，四肢拘挛。

苍耳子三两，捣末，以水一升半，煎取七合，去滓，呷之。

又，治筋脉拘挛，久风湿痹，下气，除骨中邪气，利肠胃，消水肿，久服轻身益气力。

薏苡仁一升，捣，为散。每服以水二升，煮两匙末，作粥，空腹食。

又，主补虚，去风湿痹。

醍醐二大两，暖酒一杯，和醍醐一匙，饮之。

《经验方》治诸处皮里面痛。

何首乌，末，姜汁调成膏，痛处以帛子裹之，用火炙鞋底熨之，妙。

《孙真人方》主脚气及上气。

取鲫鱼一赤长者，作脍，食一两顿差。

《千金翼》治脚气冲心。

白矾二两，以水一斗五升，煎三五沸，浸洗脚，良。

《广利方》治脚气冲烦闷乱不识人。

大豆一升，水三升，浓煮取汁，顿服半升。如未定，可更服半升，即定。

苏恭云：凡患脚气，每旦任意饱食，午后少食，日晚不食，如饥可食豉粥。若暝不消，欲致霍乱者。

即以高良姜一两，打碎，以水三升，煮取一升，顿服尽，即消，待极饥乃食一碗薄粥，其药唯极饮之良。若卒无高良姜，母姜一两代之，以清酒一升，煮令极熟，和滓食之，虽不及高良姜，亦大效矣。

唐本注云：脚气，煮莪草浓汁渍之，多差。

《简要济众》治脚气连腿肿满，久不差方。

黑附子一两，去皮脐，生用，捣为散，生姜汁调如膏，涂敷肿上，药干再调涂之，肿消为度。

治服散卒发动困笃方第二十二

凡服五石、护命、更生及锺乳，寒食之散，失将和节度，皆致发动其病，无所不为，若发起仓卒，不以渐而至者，皆是散势也，宜及时救解之。

若四肢身外有诸一切痛违常者

皆即冷水洗数百遍，热有所冲，水渍布巾，随以搨之。又水渍冷石以熨之，行饮暖酒，逍遥起行。

若心腹内有诸一切疾痛违常，烦闷惛恍者，急解之

取①冷热，取温酒饮一二升，渐渐稍进，觉小宽，更进冷食。其心痛者，最急，

---

① 取：四库本无此字。

若肉冷，口已噤，但折齿下热酒差。

若腹内有结坚热癖使众疾者，急下之

栀子十四枚，豉五合。水二升，煮取一升，顿服之。热甚已发疮者，加黄芩二两。

癖食犹不消，恶食畏冷者，更下

好大黄（末）半升，芒消半升，甘草二两，半夏、黄芩、芫花各一分。捣为散，藏密器中。欲服，以水八升，煮大枣二十枚，使烂，取四升，去枣，乃内药五方寸匕搅和，著火上，三上三下，毕，分三服。旦一服便利者，亦可停。若不快，更一服。下后即作酒粥，食二升，次作水飧进之。不可不即食，胃中空虚，得热入，便煞人矣。

得下后应长将备急

大黄、葶苈、豉各一合，杏仁、巴豆三十枚。捣，蜜丸如胡豆大。旦服二枚，利者减之，瘀者加之。

解散汤方丸、散、酒甚多，大要在于将冷，及数自下，惟取通利，四体欲常劳动，又不可失食致饥，及馊饭臭鱼肉，兼不可热饮食、厚衣、向火、冒暑远行，亦不宜过风冷。大都每使于体粗堪任为好。若已病发，不得不强自浇耳，所将药，每以解毒而冷者为宜。服散觉病去，停住，后二十日三十日便自服，常若留结不消，犹致烦热，皆是失度，则宜依法防治。此法乃多为贵乐人用，而贱苦者服之，更少发动，当以得寒劳故也，恐脱在危急，故略载此数条，以备忽卒。余具大方中。

附方

《圣惠方》治乳石发动，壅热，心闷，吐血。

以生刺蓟捣取汁，每服三合，入蜜少许，搅匀服之。

《食疗》云：若丹石热发。

菰根和鲫鱼煮作羹，食之三两顿，即便差耳。

治卒上气咳嗽方第二十三

治卒上气鸣息便欲绝方

捣韭绞汁，饮一升许，立愈。

又方，细切桑根白皮三升，生姜三两，吴茱萸半升。水七升，酒五升，煮三沸，去滓，尽服之。一升入口，则气下。千金不传方。

又方，茱萸二升，生姜三两。以水七升，煮取二升，分为三服。

又方，麻黄四两，桂、甘草各二两，杏仁五十枚（熬之）。捣为散，温汤服方寸匕，日三。

又方，末人参，服方寸匕，日五六。

气嗽不问多少时者，服之便差方

陈橘皮、桂心、杏仁（去尖皮，熬）。三物等分，捣，蜜丸。每服饭后须茶汤下二十丸，忌生葱。史侍郎传。

治卒厥逆上气,又两心胁下痛满淹淹欲绝方

温汤令灼灼尔以渍两足及两手,数易之也。

此谓奔豚病,从卒惊怖忧追得之,气下纵纵,冲心胸脐间,筑筑发动有时,不治煞人。诸方用药皆多,又必须煞豚,唯有一汤,但可办耳

甘草二两,人参二两,桂心二两,茱萸一升,生姜一斤,半夏一升。以水一斗,煮取三升,分三服。此药宜预蓄,得病便急合之。

又方,麻黄二两,杏仁一两(熬令黄)。捣散,酒服方寸匕,数服之,差。

治卒乏气,气不复,报肩息方

干姜三两,㕮咀,以酒一升渍之,每服三合,日三服。

又方,度手拇指折度心下,灸三壮,差。

又方,麻黄三两(先煎去沫),甘草二

两。以水三升，煮取一升半，分三服。差后，欲令不发者，取此二物，并熬杏仁五十枚，蜜丸，服如桐子大四五丸，日三服，差。

又方，麻黄二两，桂、甘草各一两，杏仁四十枚。以水六升，煮取二升，分三服。此三方，并名^① 小投杯汤，有气疹^② 者，亦可以药捣作散，长将服之。多冷者，加干姜三两。多痰者，加半夏三两。

治大走马及奔趁喘乏，便饮冷水，因得上气发热方

用竹叶三斤，橘皮三两，以水一斗，煮取三升，去滓，分为三服，三日一剂，良。

治大热行极，及食热饼，竟饮冷水过多，冲咽不即消，仍以发气，呼吸喘息方

大黄、干姜、巴豆等分。末，服半钱匕，若得吐下，即愈。

若犹觉停滞在心胸膈中不利者

瓜蒂二分，杜衡三分，人参一分。捣

---

① 名：原作"各"，形近致误。据《外台》改。

② 疹：病，《广韵·屑韵》："疹，疾也。"

筛,以汤服一钱匕①,日二三服,效。

治肺痿咳嗽,吐涎沫,心中温温,咽②燥而不渴者

生姜五两,人参二两,甘草二两,大枣十一枚。水三升,煮取一升半,分为再服。

又方,甘草二两,以水三升,煮取一升半,分再服。

又方,生天门冬(捣取汁)一斗,酒一斗,饴一升,紫菀四合。铜器于汤上煎可丸,服如杏子大一丸,日可三服。

又方,甘草二两,干姜三两,枣十二枚。水三升,煮取一升半,分为再服。

卒得寒冷上气方

干苏叶三两,陈橘皮四两。酒四升,煮取一升半,分为再服。

治卒得咳嗽方

用釜月下土一分,豉七分。捣,为丸,梧子大,服十四丸。

① 一钱匕:此下《本草纲目》有"取吐为度"四字。

② 咽:原作"烟",据四库本改。

又方，乌鸡一头，治如食法，以好酒渍之半日，出鸡，服酒。一云苦酒一斗，煮白鸡，取三升，分三服，食鸡肉，莫与盐食，则良。

又方，从大椎下第五节下、六节上空间，灸一处，随年。并治上气。

又方，灸两乳下黑白肉际，各百壮，即愈。亦治上气。灸胸前对乳一处，须随年壮也。

又方，桃仁三升，去皮，捣，著器中，密封头，蒸之一炊，倾出曝干，绢袋贮，以内二斗酒中六七日，可饮四五合，稍增至一升，吃之。

又方，饴糖六两，干姜六两（末之），豉二两。先以水一升，煮豉三沸，去滓，内饴糖消，内干姜，分为三服。

又方，以饴糖杂生姜屑，蒸三斗米下，食如弹子丸，日夜十度服。

又方，猪肾二枚（细切），干姜三两（末）。水七升，煮二升，稍稍服，覆取汗。

又方，炙乌心食之，佳。

又方，生姜汁、百部汁和同合煎，服二合，

又方，百部根四两，以酒一斗，渍再宿，火暖，服一升，日再服。

又方，椒二百粒（捣，末之），杏仁二百枚（熬之），枣百枚（去核）。合捣，令极熟，稍稍合如枣许大，则服之。

又方，生姜三两（捣取汁），干姜屑三两，杏仁一升（去皮，熬）。合捣为丸。服三丸，日五六服。

又方，芫花一升，水三升，煮取一升，去滓，以枣十四枚，煎令汁尽，一日一食之，三日讫。

又方，熬捣葶苈一两，干枣三枚。水三升，先煮枣，取一升，去枣，内葶苈，煎取五合，大人分三服，小儿则分为四服。

又，华佗五嗽丸。

炙皂荚、干姜、桂等分。捣，蜜丸如桐子，服三丸，日三。

又方，错取松屑①一分，桂二分②，皂荚二两（炙，去皮子）。捣，蜜丸如桐子大。服十五丸，小儿五丸，日一二服。

又方，屋上白蚬壳，捣末，酒服方寸匕。

又方，末浮散石服，亦蜜丸。

又方，猪胆一具，薄切，以苦酒煮，食令尽，不过二服。

又方，芫花二两，水二升，煮四沸，去滓，内白糖一斤，服如枣大，勿食咸酸。亦治久咳嗽者。

治久咳嗽上气十年二十年，诸药治不差方

猪胆三具，枣百枚。酒三升，渍数日，服三二合，加至四五合，服之不久，差。

又方，生龟一只，著坎中就溺之，令没，龟死渍之三日出，烧末，以醇酒一升，和屑如干饭，顿服之，须臾大吐，嗽囊出则

---

① 错取松屑：《外台》作"炉中取铅屑"。

② 二分：《外台》作"二两"。

差。小儿可服半升。

又方，生龟三，治如食法，去肠，以水五升，煮取三升，以渍曲，酿秫米四升如常法，熟，饮二升，令尽，此则永断。

又方，蝙蝠除头①，烧令焦，末，饮服之。

附方

《孙真人方》治咳嗽。

皂荚，烧，研碎，二钱匕，豉汤下之。

《十全博救方》治咳嗽。

天南星一个大者，炮令裂，为末，每服一大钱，水一盏，生姜三片，煎至五分，温服，空心、日午、临卧时各一服。

《箧中方》治咳嗽，含膏丸。

曹州葶苈子一两（纸衬，熬令黑），知母、贝母各一两。三物同捣筛，以枣肉半两，别销沙糖一两半，同入药中，和为丸，大如弹丸。每服以新绵裹一丸，含之，徐徐咽津。甚者不过三丸。今医亦多用。

————————

① 头：《证类本草》作"翅足"。

崔知悌疗久嗽熏法。

每旦取款冬花如鸡子许，少蜜拌花使润，内一升铁铛中，又用一瓦碗钻一孔，孔内安一小竹筒，笔管亦得，其筒稍长，作碗铛相合，及撞筒处，皆面泥之，勿令漏气，铛下著炭，少时款冬烟自从筒出，则口含筒吸取烟咽之。如胸中少闷，须举头，即将指头捻筒头，勿使漏烟气。吸烟使尽，止。凡如是五日一为之，待至六日，则饱食羊肉馎饦一顿，永差。

《胜金方》治久嗽、暴嗽、劳嗽，金粟丸。

叶子雌黄一两，研细，用纸筋泥固济小合子一个，令干，勿令泥厚，将药入合子内，水调赤石脂封合子口，更以泥封之，候干，坐合子于地上，上面以末，入窑瓦坯子弹子大，拥合子令作一尖子上，用炭十斤簇定，顶上著火一熨斗笼起，令火从上渐炽，候火消三分去一，看瓦坯通赤，则去火，候冷，开合子取药，当如镜面光明红色。入乳钵内细研，汤浸冰蒸饼心为丸，如粟米大。每服三丸五丸，甘草水服。服后睡良久，妙。

《崔元亮海上方》疗嗽单验方。

取好梨去核，捣取汁一茶碗，著椒四十粒，煎一沸，去滓，即内黑饧一大两，消讫，细细含咽，立定。

孟诜云：卒咳嗽。

以梨一颗，刺作五十孔，每孔内以椒一粒，以面裹，于热火灰中煨令熟，出，停冷，去椒食之。

又方，梨一颗，去核，内酥、蜜，面裹烧令熟，食之。

又方，取梨肉，内酥中煎，停冷食之。

又方，捣梨汁一升，酥一两，蜜一两，地黄汁一升，缓火煎，细细含咽。凡治嗽皆须待冷，喘息定后方食，热食之反伤矣。冷嗽更极，不可救，如此者，可作羊肉汤饼饱食之，便卧少时。

《千金方》治小儿大人咳逆上气。

杏仁三升，去皮尖，炒令黄，杵如膏，蜜一升，分为三分，内杏仁，杵令得所，更内一分，杵如膏，又内一分，杵熟止。先食含之，咽汁。

《杨氏产乳》疗上气急满，坐卧不得方。

鳖甲一大两（炙令黄，细捣为散），取灯心一握，水二升，煎取五合，食前服一钱匕，食后蜜水服一钱匕。

刘禹锡《传信方》李亚治一切嗽及上气者。

用干姜（须是台州至好者），皂荚（炮，去皮子，取肥大无孔者），桂心（紫色辛辣者，削去皮）。三物并别捣，下筛了，各称等分，多少任意，和合后更捣筛一遍，炼白蜜和搜，又捣一二十杵。每饮服三丸，丸稍加大，如梧子，不限食之先后，嗽发即服，日三五服。禁食葱、油、咸、腥、热面，其效如神。刘在淮南与李同幕府，李每与人药而不出方，或讥其吝，李乃情话曰：凡人患嗽，多进冷药，若见此方用药热燥，即不肯服，故但出药，多效。试之，信之。

《简要济众》治肺气喘嗽。

马兜零二两（只用里面子，去却壳，酥半两，入碗内，拌和匀，慢火炒干），甘草一两（炙）。二味为末，每服一钱，水一盏，煎六分，温呷。或以药末含咽津，亦得。

治痰嗽喘急不定。

桔梗一两半，捣罗为散，用童子小便半升，煎取四合，去滓，温服。

杨文蔚治痰嗽，利胸膈方。

栝楼肥实大者（割开，子净洗，槌破刮皮，细切，焙干），半夏四十九个（汤洗十遍，槌破，焙）。捣罗为末，用洗栝楼熟水并瓤，同熬成膏，研细为丸，如梧子大。生姜汤下二十九。

《深师方》疗久咳逆上气，体肿短气胀满，昼夜倚壁不得卧，常作水鸡声者，白前汤主之。

白前二两，紫菀、半夏（洗）各三两，大戟七合（切）。四物以水一斗，渍一宿，明日煮取三升，分三服。禁食羊肉、饧，大佳。

《梅师方》治久患暇呷咳嗽，喉中作声不得眠。

取白前捣为末，温酒调二钱匕服。

又方，治上气咳嗽，呷呀息气，喉中作声，唾黏。

以蓝实叶水浸良久，捣绞取汁一升，空腹顿服，须臾，以杏仁研取汁，煮粥食之，一两日将息，依前法更服，吐痰尽方差。

《兵部手集》治小儿大人咳逆短气，胸中吸吸，咳出涕唾，嗽出臭脓涕黏。

淡竹沥一合，日三五服，大人一升。

《圣惠方》治伤中，筋脉急，上气咳嗽。

用枣二十枚，去核，以酥四两，微火

煎，入枣肉中滴尽酥，常含一枚，微微咽之。

《经验后方》定喘化涎。

猪蹄甲四十九个，净洗控干，每个指甲内半夏、白矾各一字，入罐子内，封闭勿令烟出，火煅通赤，去火，细研，入麝香一钱匕，人有上喘咳，用糯米饮下，小儿半钱，至妙。

《灵苑方》治咳嗽上气喘急，嗽血，吐血。

人参好者，捣为末，每服三钱匕，鸡子清调之，五更初服便睡，去枕仰卧，只一服愈。年深者，再服。忌腥、咸、鲊、酱、面等，并勿过醉饱，将息佳。

席延赏治虚中有热，咳嗽脓血，口舌咽干，又不可服凉药。

好黄芪四两，甘草一两。为末，每服三钱，如茶点羹粥中亦可服。

《杜壬方》治上焦有热，口舌咽中生疮，嗽有脓血。

桔梗一两,甘草二两。上为末,每服二钱,水一盏,煎六分,去滓,温服,食后细呷之。亦治肺壅。

《经验方》治咳嗽甚者,或有吐血新鲜。

桑根白皮一斤,米泔浸三宿,净刮上黄皮,铧细,入糯米四两,焙干,一处捣为末,每服米饮调下一两钱。

《斗门方》治肺破出血,忽嗽血不止者。

用海犀膏一大片,于火上炙令焦黄色,后以酥涂之,又炙再涂,令通透。可碾为末用,汤化三大钱匕,放冷服之,即血止。水胶是也,大验。

《食医心镜》主上气咳嗽,胸膈痞满气喘。

桃仁三两,去皮尖,以水一升,研取汁,和粳米二合,煮粥食之。

又,治一切肺病,咳嗽脓血不止。

好酥五斤,熔三遍,停取凝,当出醍

醋,服一合差。

又,主积年上气咳嗽,多痰喘促,唾脓血。

以萝卜子一合,研,煎汤,食上服之。

治卒身面肿满方第二十四

治卒肿满,身面皆洪大方

大鲤一头,醇酒三升,煮之令酒干尽,乃食之,勿用醋及盐豉他物杂也,不过三两服,差。

又方,灸足内踝下白肉,三壮,差。

又方,大豆一斗,熟煮,漉,饮汁及食豆,不过数度,必愈。小豆尤佳。

又方,取鸡子黄白相和,涂肿处,干复涂之。

又方,杏叶铧,煮令浓,及热渍之。亦可服之。

又方,车下李核中仁十枚(研令熟),粳米三合(研)。以水四升,煮作粥,令得二升，服之，三作，加核也^①。

又方，大豆一升，以水五升，煮取^②二升，去豆，内酒八升，更煮九升，分三四服。肿差后，渴，慎不可多饮。

又方，黄牛溺，顿服三升，即觉减，未消更服之。

又方，章陆根一斤，刮去皮，薄切之，煮令烂，去滓，内羊肉一斤，下葱、豉、盐，如食法，随意食之。肿差后，亦宜作。此亦可常捣章陆，与米中半蒸作饼子食之。

又方，猪肾一枚，分为七脔，甘遂一分，以粉之，火炙令熟，一日一食，至四五，当觉腹胁鸣，小便利，不尔更进。尽熟剥去皮食之，须尽为佳，不尔再之，勿食盐。

又方，切章陆二升，以酒三升，渍三宿，服五合至一升，日三服之。凡此满，或是虚气，或是风冷气，或是水饮气，此方皆治之。

---

① 三作加核也：《外台》作"日三作。未消，更增核"。

② 取：原脱，据《外台》补。

治肿入腹，苦满急，害饮食方

大戟、乌翅①（末）各②二两。捣筛，蜜和丸，丸如桐子大。旦服二丸，当下渐退，更取令消，乃止之。

又方，葶苈子十两，椒目三两，茯苓三两，吴茱萸二两。捣，蜜和丸如桐子大。服十九，日三服。

又方，鲤鱼一头重五斤者，以水二斗，煮取斗半，去鱼，泽漆五两，茯苓三两，桑根白皮（切）三升，泽泻五两，又煮取四升，分四服。服之小便当利，渐消也。

又方，皂荚剥炙令黄，锉三升，酒一斗渍，石器煮令沸，服一升，日三服，尽更作。

若肿偏有所起处者

以水和灰以涂之，燥复更涂。

又方，赤豆、麻子合捣，以敷肿上。

又方，水煮巴豆，以布沾以拭之。姚云：巴豆三十枚，合皮呰咀，水五升，煮取

---

① 乌翅：《医心方》作"乌扇"。

② 各：此上《外台》有"白术"二字。

二升，日五拭肿上，随手即减，勿近目及阴，疗身体暴肿如吹者。

若但是 ① 肿者

锉葱，煮令烂以渍之，日三四度。

又方，菟丝子一升，酒五升，渍二三宿，服一升，日三服，差。

若肿从脚起，稍上进者，入腹则煞人，治之方

小豆一斛，煮令极烂，得四五斗汁，温以渍膝以下，日二为之，数日消尽。若已入腹者，不复渍，但煮小豆食之，莫杂吃饭及鱼、盐，又专饮小豆汁。无小豆，大豆亦可用。如此之病，十死一生，急救之。

又方，削楠 ② 或桐木，煮取汁以渍之，并饮少许。加小豆妙 ③ 。

又方，生猪肝一具，细切，顿食之，勿与盐乃可，用苦酒妙。

又方，煮豉汁饮，以滓傅脚。

---

① 是：《外台》作"足"。

② 楠：《外台》作"楠"。

③ 加小豆妙：《外台》作"如小豆法"。

附方

《备急方》疗身体暴肿满。

榆皮捣屑，随多少，杂米作粥食，小便利。

《杨氏产乳》疗通体遍身肿，小便不利。

猪苓五两，捣筛，煎水三合，调服方寸匕，加至二匕。

《食医心镜》主气喘促浮肿，小便涩。

杏仁一两，去尖皮，熬，研，和米煮粥极熟，空心吃二合。

治卒大腹水病方第二十五

水病之初,先目上肿起,如老蚕色,侠头①脉动,股里冷,胫中满,按之没指,腹内转侧有节声,此其候也。不即治,须臾体稍肿,肚尽胀。按之随手起,则病已成,犹可为治,此皆从虚损大病,或下痢后,妇人产后,饮水不即消,三焦受病,小便不利,乃相结渐渐生聚,遂流诸经络故也。治之方

葶苈一升,熬,捣之于臼上,割生雄鹍鸡,合血共头,共捣万杵,服如梧子五丸,稍加至十丸。勿食盐,常食小豆饭,饮小豆汁,鳢鱼佳也。

---

① 头:《外台》作"颈"。

又方，防己①、甘草、葶苈各二两。捣，苦酒和丸，如梧子大。三丸，日三服，常服之，取消平乃止。

又方，雄黄六分，麝香三分，甘遂、芫花、人参各二分。捣，蜜和丸。服如豆大二丸，加至四丸，即差。

又方，但以春酒五升，渍葶苈子二升，隔宿，稍服一合，小便当利。

又方，葶苈一两，杏仁二十枚，并熬黄色，捣，分十服，小便去，立差。

又方，《胡洽》水银丸，大治水肿，利小便。姚同。

葶苈、椒目各一升，芒消六两，水银十两。水煮水银三日三夜，乃以合捣六万杵，自相和丸。服如大豆丸，日三服，日增一丸，至十丸，更从一起。差后，食牛羊肉自补，稍稍饮之。

又方，多取柯枝皮锉，浓煮，煎令可丸，服如梧子大三丸，须臾，又一丸，当下

---

① 防己：道藏本作"防风"。

水，后将服三丸，日三服。此树一名木奴，南人用作船。

又方，真苏合香、水银、白粉等分。蜜丸，服如大豆二丸，日三，当下水，即饮好自养。无苏合，可阙之也。

又方，取草麻绳熟者二十枚，去皮研之，水解得三合，日一服，至日中许，当吐下诸水汁结裹。若不尽，三日后更服三十枚。犹末尽，更复作。差后，节饮及咸物等。

又方，小豆一升，白鸡一头，治如食法，以水三斗，煮熟，食滓饮汁，稍稍令尽。

又方，取青雄鸭，以水五升，煮取饮汁一升，稍稍饮令尽，厚覆之取汗，佳。

又方，取胡燕卵中黄，顿吞十枚。

又方，取蛤蝼炙令熟，日食十个。

又方，若唯腹大动摇水声，皮肤黑，名曰水蛊。巴豆九①十枚（去皮心），杏仁六

---

① 九：原作“丸”，形近致误。据《外台》、四库本改。

十枚（去皮尖）。并熬令黄，捣，和之，服如小豆大一枚，以水下为度，勿饮酒，佳。

又方，鬼扇，细捣绞汁，服如鸡子，即下水，更复取水盏①。若汤②研麻子汁饮之。

又方，慈弥草三十斤，水三石，煮取一石，去滓，更汤上煎令可丸，服如皂荚子，三丸至五六丸，水随小便去，节饮糜粥养之。

又方，白茅根一大把，小豆三升。水三升，煮取干，去茅根，食豆，水随小便下。

又方，鼠尾草、马鞭草各十斤。水一石，煮取五斗，去滓更煎，以粉和为丸。服如大豆大二丸，加至四五丸。禁肥肉、生冷勿食。

肿满者

白棋树白皮一握，水二升，煮取五合，白槟榔大者二枚，末之，内更煎三五沸，汤

---

① 盏：《外台》作"尽"。

② 汤：《外台》作"渴"。

成，下少许红雪，服之。

又，将服牛溺、章陆、羊肉臛，及香莱^①煎等，在肿满条中。其十水丸诸大方，在别卷。若止皮肤水，腹内未有者，服诸发汗药，得汗便差，然慎护风寒为急。若唯腹大，下之不去，便针脐下二寸入数分，令水出，孔合须腹减乃止。

附方

李绛《兵部手集方》疗水病，无问年月深浅，虽复脉恶，亦主之。

大戟、当归、橘皮各一大两。切，以水一大升，煮取七合，顿服，利水二三斗，勿怪。至重不过再服便差。禁毒食一年，下水后更服，永不作。此方出张尚客。

《外台秘要》治水气。

章陆根白者，去皮，切如小豆许一大盏，以水三升，煮取一升以上，烂，即取粟米一大盏，煮成粥，仍空心服。若一日两

---

① 香莱：原作"香柔"，莱、柔，形近致误，《外台》作"香薷"，据改。

度服，即恐利多，每日服一顿即微利。不得杂食。

又，疗水病肿。

鲤鱼一头极大者，去头尾及骨，唯取肉，以水二斗，赤小豆一大升，和鱼肉煮，可取二升以上汁，生布绞去滓，顿服尽，如不能尽，分为二服，后服温令暖。服讫当下利，利尽即差。

又方，卒患肿满，曾有人忽脚跌肿，渐上至膝，足不可践地，至大水，头面遍身大肿胀满。

苦瓠白瓤实，捻如大豆粒，以面裹煮一沸，空心服七枚，至午当出水一斗，三日水自出不止，大瘦乃差，三年内慎口味也。苦瓠须好者，无靥黡，细理妍净者，不尔有毒不用。

《圣惠方》治十种水不差垂死。

用獱肉半斤（切），粳米三合，水三升，葱、椒、姜、豉作粥食之。

又方，治十种水病，肿满喘促不得卧。

以蝼蛄五枚，干为末，食前汤调半钱
匕至一钱，小便通，效。

《食医心镜》治十种水病不差垂死。

青头鸭一只，治如食法，细切，和米并
五味，煮令极熟，作粥，空腹食之。

又方，主水气胀满，浮肿，小便涩少。

白鸭一只，去毛、肠，洗，馈饭半升，以
饭、姜、椒酿鸭腹中，缝定，如法蒸，候熟
食之。

《杨氏产乳》疗身体肿满，水气急，卧
不得。

郁李仁一大合，捣为末，和麦面搜作
饼子与吃，入口即大便通，利气，便差。

《梅师方》治水肿，坐卧不得，头面身
体悉肿。

取东引花桑枝，烧灰淋汁，煮赤小豆，
空心食令饱，饥即食尽，不得吃饭。

又方，治水肿，小便涩。

黄牛尿，饮一升，日至夜小便利，差。
勿食盐。

又方,治心下有水。

白术三两,泽泻五两。锉,以水三升,煎取一升半,分服。

《千金翼》治小便不利,膀胱水气流滞。

以浮萍日干,末,服方寸匕,日一二服,良。

《经验方》河东裴氏传经效治水肿及暴肿。

葶苈三两,杵六千下,令如泥,即下汉防己末四两,取绿头鸭就药臼中截头,沥血于臼中,血尽,和鸭头更捣五千下,丸如梧桐子。患甚者,空腹白汤下十丸,稍可者五丸,频服,五日止。此药利小便,有效如神。

韦宙《独行方》疗水肿从脚起,入腹则杀人。

用赤小豆一斗,煮令极烂,取汁四五

升，温渍膝以下。若以①入腹，但服小豆，勿杂食，亦愈。

李绛《兵部手集方》亦著此法，云曾得效。

治卒心腹癥坚方第二十六

治卒暴癥，腹中有物如石，痛如刺，昼夜啼呼，不治之，百日死。方

牛膝二斤，以酒一斗渍，以密封于热灰火中，温令味出，服五合至一升，量力服之。

又方，用蒴藋根，亦如此，尤良。

姚云：牛膝酒神验也。

又方，多取当陆根，捣，蒸之，以新布藉腹上，药披著布上，勿腹上，冷复之，昼夜勿息。

又方，五月五日葫十斤（去皮），桂一

① 以：通"已"，相当于"既"，"完成"。《正字通·人部》："以，与已同。"《三国志·魏志·杜袭传》："吾计以定，卿勿复言。"

尺二寸，灶中黄土如鸭子一枚。合捣，以苦酒和涂，以布搚病，不过三，差。

又方，取橉木烧为灰，淋取汁八升，以酿一斛米，酒成服之，从半合始，不知，稍稍增至一二升，不尽一剂皆愈。此灰入染绛，用叶中酿酒也。橉，直忍切。

凡癥坚之起，多以渐生，如有卒觉，便牢大，自难治也。腹中癥有结积，便害饮食，转羸瘦，治之多用陷冰、玉壶、八毒诸大药，今止取小易得者

取虎杖根，勿令影临水上者，可得石余，杵熟，煮汁可丸，以秫米五六升炊饭内，日中涂药后可饭，取差①。

又方，亦可取根一升，捣千杵，酒渍之，从少起，日三服。此酒治癥，乃胜诸大药。

又方，蚕矢一石，桑柴烧灰，以水淋之五度，取生鳖长一尺者，内中煮之烂熟，去

———

① 杵熟……取差：《外台》作"净洗干之，捣作末，以秫米五斗炊饭，内搅之，好酒五斗渍封，药消饭浮，可饮一升半，勿食他、鲑、盐，癥当出"。

骨细擘,锉,更煎令可丸,丸如梧子大,一服七丸,日三。

又方,射罔二两,椒三百粒。捣末,鸡子白和为丸,如大麻子。服一丸,渐至如大豆大,一丸至三丸为度。

又方,大猪心一枚(破头去血,捣末),雄黄、麝香当门子五枚,巴豆百枚(去心、皮,生用)。心缝,以好酒于小铜器中煎之,令心没,欲歇随益,尽三升,当糜烂,煎令可丸,如麻子。服三丸,日三服。酒尽不糜者,出捣蜜丸之,良。

又,大黄(末)半斤,朴消三两,蜜一斤,合于汤上,煎可丸,如梧子。服十丸,日三服之。

治鳖瘕伏在心下,手揣见头足,时时转者

白雌鸡一双,绝食一宿,明旦膏煎饭饲之,取其矢,无问多少,于铜器中以溺和之,火上熬,可捣末,服方寸匕,日四五服,须消尽乃止。常饲鸡取矢,差毕,煞鸡单

食之。姚同。

治心下有物大如杯，不得食者

葶苈二两（熬之），大黄二两，泽漆四两。捣筛，蜜丸，和捣千杵。服如梧子大二丸，日三服，稍加。

其有陷冰、赭鬼诸丸方，别在大方中。

治两胁下有气结者

狼毒二两，旋覆花一两，附子二两（炮之）。捣筛，蜜和丸。服如梧子大二丸，稍加至三丸，服之。

熨癥法

铜器受二升许，贮鱼膏令深二三寸，作大火炷六七枚，燃之令膏暖，重纸覆癥上，以器熨之，昼夜勿息，膏尽更益也。

又方，茱萸三升，碎之，以酒和煮，令熟布帛物裹以熨癥上，冷更均番用之，癥当移去，复逐熨，须臾消止。亦可用好射罔五两 ①、茱萸末，以鸡子白和射罔服

---

① 射罔五两：原脱，据《外台》补。

之①。

又方，灶中黄土一升，生葫一升②，先捣葫熟，内土③复捣，以苦酒浇令沮沮，先以涂布一面，仍掩病上，以涂布上，干复易之，取令消止，差。

治妇人脐下结物大如杯升，月经不通，发作往来，下痢羸瘦，此为气瘕，按之若牢强肉癥者，不可治，未者可治

末干漆一斤，生地黄三十斤。捣，绞取汁，火煎干漆令可丸。食后服，如梧子大三丸，日三服，即差。

附方

《外台秘要方》疗心腹宿癥，卒得癥。

取朱砂细研，搜饭令朱多，以雄鸡一只，先饿二日，后以朱饭饲之，著鸡于板上，收取粪，曝燥为末，温清酒服方寸匕至

---

① 射罔服之：《外台》作"涂癥上"。

② 生葫一升：原脱，据《外台》补。

③ 土：原作"上"，形近致误，据《外台》及四库本改。

五钱，日三服。若病困者，昼夜可六服。一鸡少，更饲一鸡，取足服之，俟愈即止。

又，疗食鱼肉等成瘕结在腹，并诸毒气方。

狗粪五升，烧，末之，绵裹，酒五升，渍再宿，取清，分十服，日再，以后日三服使尽，随所食瘕结即便出矣。

《千金方》治食鱼鲙及用生肉住胸膈不化，必成瘕痕。

捣马鞭草汁，饮之一升。生姜水亦得，即消。

又方，治肉瘕，思肉不已，食讫复思。

白马尿三升，空心饮，当吐肉，肉不出即死。

《药性论》云：治瘕癖病。

鳖甲、诃梨勒皮、干姜，末等分，为丸，空心下三十丸，再服。

宋明帝宫人患腰痛牵心，发则气绝，徐文伯视之曰：发瘕。以油灌之，吐物如发，引之长三尺，头已成蛇，能动摇，悬之滴尽，惟一发。

《胜金方》治膜外气及气块方。

延胡索不限多少，为末，猪胰一具，切作块子，炙熟，蘸药末食之。

治心腹寒冷食饮积聚结癖方第二十七

治腹中冷癖，水谷癥结，心下停痰，两胁痞满，按之鸣转，逆害饮食

取大蟾蜍一枚（去皮及腹中物，肢解之），芒消大人一升，中人七合，瘦弱人五合。以水六升，煮取四升，一服一升，一服后未得下，更一升，得下，则九日十日一作。

又方，茱萸八两，消石一升，生姜一斤。以酒五升，合煮取四升，先服一服一升，不痛者止，勿再服之，下病后，好将养之。

又方，大黄八两，葶苈四两，并熬，芒消四两，熬令汁尽，熟捣，蜜和丸，丸如梧子大。食后服三丸,稍增五丸。

又方,狼毒三两,附子一两,旋覆花三两。捣,蜜丸。服如梧子大,食前三丸,日三服。

又方,巴豆三十枚(去心),杏仁二十枚,并熬,桔梗六分,藜芦四分,皂荚二分,并炙之。捣,蜜和丸,如胡豆大。未食服一丸,日二。欲下病者,服二丸,长将息,百日都好,差。

又方,贝母二两,桔梗二两,矾石一两,巴豆一两(去心皮,生用)。捣千杵,蜜和丸如梧子。一服二丸,病后少少减服。

又方,茯苓一两,茱萸三两。捣,蜜丸,如梧子大。服五丸,日三服。

又,治暴宿食留饮不除,腹中为患方

大黄、茯苓、芒消各三两,巴豆一分。捣,蜜丸,如梧子大。一服二丸,不[1]痛止。

---

① 下:据文义疑当作"下"。

又方，椒目二两，巴豆一两（去皮、心）熬）。捣，以枣膏丸如麻子。服二丸，下，痛止。

又方，巴豆一枚（去心、皮，熬之），椒目十四枚，豉十六粒。合捣为丸，服二丸，当吐利。吐利不尽，更服二丸。

服四神丸下之，亦佳。

中候黑丸，治诸癖结痰癖第一良

桔梗四分，桂四分，巴豆八分（去心、皮），杏仁五分（去皮），芫花十二分，并熬令紫色，先捣三味药成末，又捣巴豆、杏仁如膏，合和又捣二千杵，丸如胡豆大。服一丸，取利，至二三丸。儿生十日欲痫，皆与一二丸如粟粒大。诸腹内不便，体中觉患便服。得一两行利，则好也。

硫黄丸，至热，治人之大冷，夏月温饮食，不解衣者

硫黄、矾石、干姜、茱萸、桂、乌头、附子、椒、人参、细辛、皂荚、当归。十二种分等，随人多少，捣，蜜丸，如梧子大。一服

十九至二十九，日三服。若冷痢者，加赤石脂、龙骨，即便愈也。

露宿丸，治大寒冷积聚方

矾石、干姜、桂、桔梗、附子（炮）、皂荚各三两。捣筛，蜜丸，如梧子大。酒下十九，加至一十五丸。

附方

《外台秘要》疗癖方。

大黄十两，杵，筛，醋三升，和匀，白蜜两匙，煎堪丸，如梧桐子大。一服三十九，生姜汤吞下，以利为度，小者减之。

《圣惠方》治伏梁气在心下结聚不散。

用桃奴二两，为末，空心温酒调二钱匕。

《简要济众》治久积冷不下食，呕吐不止，冷在胃中。

半夏五两（洗过），为末。每服二钱，白面一两，以水和搜，切作棋子，水煮面熟为度，用生姜、醋调和服之。

治胸膈上痰瘾诸方第二十八

治卒头痛如破，非中冷，又非中风方

釜月下墨四分，附子三分，桂一分。捣筛，以冷水服方寸匕，当吐。一方无桂。

又方，苦参、桂、半夏等分，捣下筛，苦酒和，以涂痛，则差。

又方，乌梅三十枚，盐三指撮，酒三升，煮取一升，去滓，顿服，当吐，愈。

此本在杂治中，其病是胸中膈上痰厥气上冲所致，名为厥头痛，吐之即差

但单煮米作浓饮二三升许，适冷暖，饮尽二三升，须臾适吐，适吐毕又饮，如此数过，剧者须臾吐胆乃止，不损人而即差。

治胸中多痰，头痛不欲食及饮酒，则瘀阻痰方

常山二两，甘草一两，松萝一两，瓜蒂三七枚。酒水各一升半，煮取升半，初服七合，取吐。吐不尽，余更分二服，后可服半夏汤。

《胡洽》名粉隔汤。

矾石一两。水二升,煮取一升,内蜜半合,顿服,须臾未吐,饮少热汤。

又方,杜蘅三两,松萝三两,瓜蒂三十枚。酒一升二合,渍再宿,去滓,温服五合。一服不吐,晚更一服。

又方,瓜蒂一两,赤小豆四两。捣末,温汤三合,和服便安卧,欲撾之不吐,更服之[①]。

又方,先作一升汤,投水一升,名为生熟汤,及食三合盐,以此汤送之,须臾欲吐,便撾出,未尽,更服二合,饮汤二升后,亦可更服,汤不复也。

又方,常山四两,甘草半两。水七升,煮取三升,内半升蜜,服一升,不吐更服,无蜜亦可。

方中能月服一种,则无痰水之患。又有旋覆五饮,在诸大方中。

---

① 和服便安卧……更服之:《外台》作"和服之,须臾当吐。不吐,更服半钱匕"。

若胸中痞寒① **短气膈者。**膈，敷逼切。

甘草二两，茯苓三两，杏仁五十枚。碎之，水一斗三升，煮取六升，分为五服。

又方，桂四两，术、甘草二两，附子（炮）。水六升，煮取三升，分为三服。

膈中有结积觉骇骇不去者

藜芦一两（炙，末之），巴豆半两（去皮、心，熬之）。先捣巴豆如泥，入藜芦末，又捣万杵，蜜丸如麻子大，服一丸至二三丸。

膈中之病，名曰膏肓，汤丸径过，针灸不及，所以作丸含之，令气势得相熏染，有五膈丸方

麦门冬十分（去心），甘草十分（炙），椒、远志、附子（炮）、干姜、人参、桂、细辛各六分。捣筛，以上好蜜丸如弹丸。以一丸含② 稍稍咽其汁，日三丸服之。主短气，心胸满，心下坚，冷气也。

---

① 寒：据文义疑当作"塞"。

② 以一丸含：《外台》作"以一枚著牙齿间含"。

此疾有十许方,率皆相类。此丸最胜,用药虽多,不合五膈之名,谓忧膈、气膈、恚膈、寒膈,其病各有诊别,在大方中又有七气方,大约与此大同小别耳。

附方

《圣惠方》治痰厥头痛。

以乌梅十个(取肉),盐二钱。酒一中盏,合煎至七分,去滓,非时温服,吐即佳。

又方,治冷痰饮恶心。

用荜拨一两,捣为末,于食前用清粥饮调半钱服。

又方,治痰壅呕逆,心胸满闷不下食。

用厚朴一两,涂生姜汁,炙令黄,为末,非时粥饮调下二钱匕。

《千金翼》论曰:治痰饮吐水,无时节者,其源以冷饮过度,遂令脾胃气羸,不能消于饮食,饮食入胃,则皆变成冷水,反吐不停者,赤石脂散主之。

赤石脂一斤,捣筛,服方寸匕,酒饮自

任，稍稍加至三匕，服尽一斤，则终身不吐淡水，又不下痢，补五脏，令人肥健。有人痰饮，服诸药不效，用此方遂愈。

《御药院方》真宗赐高祖相国，去痰清目，进饮食，生犀丸。

川芎十两（紧小者，粟米泔浸，三日换，切片子，日干）。为末，作两料，每料入麝、脑各一分，生犀半两，重汤煮，蜜杵为丸，小弹子大。茶酒嚼下一丸。痰加朱砂半两；膈壅加牛黄一分，水飞铁粉一分；头目昏眩，加细辛一分；口眼㖞斜，炮天南星一分。

又方，治膈壅风痰。

半夏，不计多少，酸浆浸一宿，温汤洗五七遍，去恶气，日中晒干，捣为末，浆水搜饼子，日中干之，再为末，每五两，入生脑子一钱，研匀，以浆水浓脚，丸鸡头大，纱袋贮，通风处阴干。每一丸好茶或薄荷汤下。

王氏《博济》治三焦气不顺，胸膈壅

塞,头昏目眩,涕唾痰涎,精神不爽,利膈丸。

牵牛子四两(半生半熟),不蛀皂荚(涂酥)二两。为末,生姜自然汁煮糊丸,如桐子大。每服二十丸,荆芥汤下。

《经验后方》治头风化痰。

川芎,不计分两,用净水洗浸,薄切片子,日干或焙,杵为末,炼蜜为丸,如小弹子大。不拘时,茶酒嚼下。

又方,治风痰。

郁金一分,藜芦十分。各为末,和令匀。每服一字,用温浆水一盏,先以少浆水调下,余者水漱口,都服便以食压之。

《外台秘要》治一切风痰,风霍乱,食不消,大便涩。

诃梨勒三枚,捣取末,和酒顿服三五度,良。

《胜金方》治风痰。

白僵蚕七个(直者),细研,以姜汁一茶脚,温水调灌之。

又方，治风痰。

以萝卜子为末，温水调一匙头，良久吐出涎沫。如是瘫缓风，以此吐后，用紧疏药服，疏后服和气散，差。

《斗门方》治胸膈壅滞，去痰开胃。

用半夏，净洗，焙干，捣罗为末，以生姜自然汁和为饼子，用湿纸裹，于慢火中煨令香，熟水两盏，用饼子一块如弹丸大，入盐半钱，煎取一盏，温服。能去胸膈壅逆，大压痰毒，及治酒食所伤，其功极验。

治卒患胸痹痛方第二十九

胸痹之病，令人心中坚痞忽痛，肌中苦痹，绞急如刺，不得俛仰，其胸前皮皆痛，不得手犯，胸满短气，咳嗽引痛，烦闷自汗出，或彻引背膂。不即治之，数日害人。治之方

用雄黄、巴豆。先捣雄黄，细筛，内巴豆，务熟捣相入，丸如小豆大。服一丸，不效，稍益之。

又方，取枳实，捣，宜服方寸匕，日三夜一服。

又方，捣栝楼实大者一枚，切薤白半升。以白酒七升，煮取二升，分再服。亦可加半夏四两，汤洗去滑，则用之。

又方，橘皮半斤，枳实四枚，生姜半斤。水四升，煮取二升，分再服。

又方，枳实、桂等分。捣末，橘皮汤下方寸匕，日三服。

仲景方神效

又方，桂、乌喙、干姜各一分，人参、细辛、茱萸各二分，贝母二分。合捣，蜜和丸，如小豆大。一服三丸，日三服之。

若已差复发者

下韭根五斤，捣绞取汁，饮之愈。

附方

杜壬治胸膈痛彻背心，腹痞满气不得通，及治痰嗽。

大栝楼，去瓤，取子熟炒，别研，和子皮，面糊为丸，如梧桐子大，米饮下十

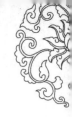

五丸。

治卒胃反呕哕方第三十

葛氏治卒干呕不息方

破鸡子去白,吞中黄数枚,即愈也。

又方,捣葛根,绞取汁,服一升许。

又方,一云蔗汁,温令热服一升,日三。一方,生姜汁服一升。

又方,灸两腕后两筋中一穴,名间使,各七壮。灸心主尺泽亦佳。

又方,甘草、人参各二两,生姜四两。水六升,煮取二升,分为三服。

治卒呕哕又厥逆方

用生姜半斤(去皮,切之),橘皮四两(擘之)。以水七升,煮三升,去滓,适寒温,服一升,日三服。

又方,蘡薁藤,断之当汁出,器承取,饮一升。生葛藤尤佳。

治卒哕不止方

饮新汲井水数升,甚良。

又方,痛爪眉中夹间气也[①]。

又方,以新物刺鼻中各一分来许,皂荚内鼻中令嚏,差。

又方,但闭气仰引之。

又方,好豉二升,煮取汁服之也。

又方,香苏浓煮汁,顿服一二升,良。

又方,粱米三升,为粉,井花水服之,良。

又方,用枇杷叶一斤(拭去毛,炙),水一斗,煮取三升。服芦根亦佳。

治食后喜呕吐者

烧鹿角灰二两,人参一两。捣末,方寸匕,日三服。姚同。

治人忽恶心不已方

薤白半斤,茱萸一两,豉半升,米一合,枣四枚,枳实二枚,盐如弹丸。水三升,煮取一升半,分为三服。

又方,但多嚼豆蔻子及咬槟榔,亦佳。

---

① 痛爪眉中夹气也:《外台》作"痛爪眉中央,闭气也。"

治人胃反不受食，食毕辄吐出方

大黄四两，甘草二两。水二升，煮取一升半，分为再服之。

治人食毕噫醋，及醋心方

人参一两，茱萸半斤，生姜六两，大枣十二枚。水六升，煮取二升，分为再服也。

哕不止

半夏（洗，干），末之，服一匕，则立止。

又方，干姜六分，附子四分（炮）。捣，苦酒丸如梧子。服三丸，日三效。

附方

张仲景方，治反胃呕吐，大半夏汤。

半夏三升，人参三两，白蜜一升。以水一斗二升，煎扬之一百二十遍，煮下三升半，温服一升，日再。亦治膈间痰饮。

又方，主呕哕谷不得下，眩悸，半夏加茯苓汤。

半夏一升，生姜半斤，茯苓三两（切）。以水七升，煎取一升半，分温服之。

《千金方》治反胃，食即吐。

捣粟米作粉，和水丸如梧子大七枚，烂煮，内醋中细吞之，得下便已。面亦得用之。

又方，治干哕，若手足厥冷，宜食生姜，此是呕家圣药。

治心下痞坚不能食，胸中呕哕。

生姜八两，细切，以水三升，煮取一升，半夏五合，洗去滑，以水五升，煮取一升，二味合煮，取一升半，稍稍服之。

又方，主干呕。

取羊乳一杯，空心饮之。

《斗门方》治翻胃。

用附子一个，最大者，坐于砖上，四面著火，渐逼碎，入生姜自然汁中，又依前火逼干，复淬之，约生姜汁尽，尽半碗许，捣罗为末，用粟米饮下一钱，不过三服，差。

《经验方》治呕逆反胃散。

大附子一个，生姜一斤。细锉，煮，研

如面糊，米饮下之。

又方，治丈夫妇人吐逆连日不止，粥食汤药不能下者，可以应用此候效摩丸。

五灵脂，不夹土石，拣精好者，不计多少，捣罗为末，研，狗胆汁和为丸，如鸡头大。每服一丸，煎热生姜酒，摩令极细，更以少生姜酒化以汤，汤药令极热，须是先做下粥，温热得所，左手与患人药吃，不得嗽口，右手急将粥与患人吃，不令太多。

又方，碧霞丹，治吐逆立效。

北来黄丹四两，筛过，用好米醋半升，同药入铫内，煎令干，却用炭火三秤，就铫内煅透红，冷，取研细为末，用粟米饭丸，如桐子大。煎醋汤下七丸，不嚼，只一服。

《孙真人食忌》治呕吐。

以白槟榔一颗（煨），橘皮一分（炙），为末，水一盏，煎半盏服。

《广济方》治呕逆不能食。

诃梨勒皮二两，去核，熬，为末，蜜和丸，如梧桐子大，空心服二十丸，日二服。

《食医心镜》主脾胃气弱，食不消化，呕逆反胃，汤饮不下。

粟米半升，杵细，水和丸如梧子大，煮令熟，点少盐，空心和汁吞下。

《金匮玉函方》治五噎心膈气滞，烦闷吐逆不下食。

芦根五两，锉，以水三大盏，煮取二盏，去滓，不计时温服。

《外台秘要》治反胃。昔幼年经患此疾，每服食饼及羹粥等，须臾吐出。贞观许奉御兄弟及柴、蒋等家，时称名医，奉敕令治，罄竭各人所长，竟不能疗，渐羸惫，候绝朝夕，忽有一卫士云：服驴小便极验。旦服二合，后食唯吐一半，晡时又服二合，人定时食粥，吐即便定，迄至今日午时奏之，大内中五六人患反胃同服，一时俱差。此药稍有毒，服时不可过多，承取尿，及热服二合，病深七日以来，服之良。后来疗人并差。

又方，治呕。

麻仁三两，杵，熬，以水研取汁，著少盐吃，立效。李谏议用，极妙。

又方，治久患咳噫，连咳四五十声者。

取生姜汁半合，蜜一匙头，煎令熟，温服，如此三服，立效。

又方，治咳噫。

生姜四两，烂捣，入兰香叶二两，椒末一钱匕，盐和面四两，裹作烧饼熟煨，空心吃，不过三两度，效。

《孙尚药方》治诸吃噫。

橘皮二两，汤浸去瓤，锉，以水一升，煎之五合，通热顿服。更加枳壳一两，去瓤炒，同煎之服，效。

《梅师方》主胃反，朝食暮吐①，旋旋吐者。

以甘蔗汁七升，生姜汁一升。二味相和，分为三服。

又方，治醋心。

---

① 朝食暮吐：此下四库本有"暮食朝吐"四字。

槟榔四两,橘皮二两。细捣为散,空心生蜜汤下方寸匕。

《兵部手集》治醋心,每醋气上攻如酽醋。

吴茱萸一合,水三盏,煎七分,顿服,纵浓亦须强服。近有人心如蜇破,服此方后,二十年不发。

治卒发黄疸诸黄病方 ① 第三十一

治黄疸方

芜菁子五升,捣筛,服方寸匕,日三,先后十日,愈之。

又方,烧乱发,服一钱匕,日三服。秘方,此治黄疸。

又方,捣生麦苗,水和绞取汁,服三升。以小麦胜大麦,一服六七合,日三四。此酒疸也。

又方,取藜芦著灰中炮之,令小变色,捣,下筛末,服半钱匕,当小吐,不过数服。

① 方:原脱,据目录补。

此秘方也。

又方,取小豆、秫米、鸡矢白各二分,捣筛,为末,分为三服,黄汁当出。此通治面目黄,即差。

疸病有五种,谓黄疸、谷疸、酒疸、女疸、劳疸也。黄汗①者,身体四肢微肿,胸满不得汗,汗出如黄柏汁②,由大汗出卒入水所致,方

猪脂一斤,温令热,尽服之,日三,当下,下则稍愈。

又方,栀子十五枚,栝蒌子三枚,苦参三分。捣末,以苦酒渍鸡子二枚,令软,合黄白以和药,捣丸,如梧子大。每服十丸,日五六。除热,不吐,即下,自消也。

又方,黄雌鸡一只,治之,锉生地黄三斤,内腹中,急缚仰置铜器中,蒸令极熟,绞取汁,再服之。

又方,生茅根一把,细切,以猪肉一

---

① 汗:原作"汁",据《证类本草》改。

② 汁:原作"汗",据四库本改。

斤，合作羹，尽啜食之。

又方，柞树皮，烧末，服方寸匕，日三服。

又方，甘草一尺，栀子十五枚，黄柏十五分。水四升，煮取一升半，分为再服。此药亦治温病发黄。

又方，茵陈六两，水一斗二升，煮取六升，去滓，内大黄二两，栀子十四枚，煮取三升，分为三服。

又方，麻黄一把，酒五升，煮取二升半，可尽服，汗出，差。

若变成疸者多死，急治之方

土爪根，捣取汁，顿服一升，至三服，须病汗，当小便去，不尔，更服之。

谷疸者，食毕头旋，心怫郁不安而发黄，由失饥大食，胃气冲熏所致。治之方

茵陈四两，水一斗，煮取六升，去滓，内大黄二两，栀子七枚，煮取二升，分三服，溺去黄汁，差。

又方，苦参三两，龙胆一合。末，牛胆

丸如梧子。以生麦汁服五丸，日三服。

酒疸者，心懊痛，足胫满，小便黄，饮酒发赤斑黄黑，由大醉当风入水所致。治之方

黄芪二两，木兰一两。末之，酒服方寸匕，日三服。

又方，大黄一两，枳实五枚，栀子七枚，豉六合。水六升，煮取二升，分为三服。

又方，芫花、椒目等分。烧，末，服半钱，日一两遍。

女劳疸者，身目皆黄，发热恶寒，小腹满急，小便难，由大劳大热交接，交接后入水所致。治之方

消石、矾石等分。末，以大麦粥饮服方寸匕，日三，令小汗出，小便当去黄汁也。

又方，乱发如鸡子大，猪膏半斤，煎令消尽，分二服。

附方

《外台秘要》治黄疸。

柳枝，以水一斗，煮取浓汁半升①，服令尽。

又方，治阴黄，汗染衣，涕唾黄。

取蔓菁子，捣末，平旦以井花水服一匙，日再，加至两匙，以知为度。每夜小便，重浸少许帛子，各书记，日色渐退，白则差，不过服五升。

《图经》曰：黄疸病及狐惑病，并猪苓散主之。

猪苓、茯苓、术等分。杵末，每服方寸匕，水调下。

《食疗》云：主心急黄。

以百合蒸过，蜜和食之，作粉尤佳。红花者名山丹，不堪食。

治黄疸。

用秦艽一大两，细锉，作两贴子，以上好酒一升，每贴半升酒，绞取汁，去滓，空

---

① 升：原作"斤"，据道藏本及四库本改。

腹分两服，或利便止就中，好酒人易治。凡黄有数种，伤酒曰酒黄，夜食、误食鼠粪亦作黄，因劳发黄，多痰涕，目有赤脉，日益憔悴，或面赤恶心者是。崔元亮用之，及治人皆得方极效。秦艽须用新好罗纹者。

《伤寒类要》疗男子妇人黄疸病，医不愈，耳目悉黄，食饮不消，胃中胀热，生黄衣，在胃中有干屎，使病尔。

用煎猪脂一小升，温热顿服之，日三，燥屎下去乃愈。

又方，治黄百药不差。

煮驴头熟，以姜齑啖之，并随多少饮汁。

又方，治黄疸，身眼皆如金色。

不可使妇人鸡犬见，取东引桃根，切细如箸，若钗股以下者一握，以水一大升，煎取一小升，适温，空腹顿服。后三五日，其黄离离如薄云散，唯眼最后差，百日方平复。身黄散后，可时时饮一盏清酒，则眼中黄易散，不饮则散迟。忌食热面、猪、鱼等肉。此是徐之才家秘方。

《正元广利方》疗黄，心烦热口干，皮肉皆黄。

以秦艽十二分，牛乳一大升，同煮，取七合，去滓，分温再服，差。此方出于许仁则。

治卒患腰胁痛诸方第三十二

葛氏治卒腰痛诸方，不得俯仰方

正立倚小竹，度其人足下至脐，断竹，及以度后当脊中，灸竹上头处，随年壮。毕，藏竹勿令人得矣。

又方，鹿角长六寸，烧，捣末，酒服之。鹿茸尤佳。

又方，取鳖甲一枚，炙，捣筛，服方寸匕，食后，日三服。

又方，桂八分，牡丹四分，附子二分。捣末，酒服一刀圭，日再服。

治肾气虚衰，腰脊疼痛，或当风卧湿，为冷所中，不速治，流入腿膝，为偏枯冷痹缓弱，宜速治之方

独活四分，附子一枚（大者，炮），杜仲、茯苓、桂心各八分，牛膝、秦艽、防风、芎䓖、芍药六分，细辛五分，干地黄十分。切，水九升，煮取三升，空腹，分三服，如行八九里，进一服，忌如前，顿服三剂。

治诸腰痛，或肾虚冷，腰疼痛，阴萎方

干漆（熬烟绝）、巴戟天（去心）、杜仲、牛膝各十二分，桂心、狗脊、独活各八分，五加皮、山茱萸、干薯蓣各十分，防风六分，附子四分。炼蜜丸如梧子大。空腹酒下二十丸，日再，加减以知为度也，大效。

胁痛如打方

大豆半升，熬令焦，好酒一升，煮之令沸，热①饮取醉。

又方，芫花、菊花等分，踯躅花半斤。

---

① 热：原作"熟"，据四库本改。

布囊贮，蒸令热，以熨痛处，冷复易之。

又方，去穷骨上一寸，灸七壮，其左右一寸，又灸七壮。

又，积年久痛①，有时发动方。

干地黄十分，甘草五分，干漆五分，白术②五分，桂一尺③，捣筛，酒服一匕，日三服。

又方，六七月取地肤子，阴干，末，服方寸匕，日五六服。

治反腰有血痛方

捣杜仲三升许，以苦酒和，涂痛上，干复涂。并灸足踵④白肉际，三壮。

治臂腰痛

生葛根，嚼之咽其汁，多多益佳。

又方，生地黄，捣绞取汁三升，煎取二升，内蜜一升，和一升，日三服。不差，则

---

① 痛：原作"痎"，据四库本改。

② 白术：万历本、道藏本及四库本均作"水"，今据《外台》改。

③ 一尺：《外台》作"八分"。

④ 原作"肿"，据《医心方》改。

更服之。

又方，灸腰眼中，七壮。

臂腰者，犹如反腰忽转而倔之。

治腰中常冷如带钱方

甘草、干姜各二两，茯苓、术各四两。水五升，煮取三升，分为三服。《小品》云温。

治胁卒痛如打方

以绳横度两乳中间，屈绳从乳横度，以趋痛胁下，灸绳下屈处，三十壮，便愈。此本在杂治中。

《隐居效方》腰背痛方

杜仲一斤，切，酒二斗，渍十日，服三合。

附方

《千金方》治腰脚疼痛。

胡麻一升，新者，熬令香，杵筛，日服一小升，计服一斗，即永差。酒饮、蜜汤、羹汁皆可服之，佳。

《续千金方》治腰膝疼痛伤败。

鹿茸不限多少，涂酥，炙紫色，为末，温酒调下一钱匕。

《经验方》治腰脚痛。

威灵仙一斤，洗，干，好酒浸七日，为末，面糊丸，桐子大。以浸药酒下二十丸。

《经验后方》治腰疼神妙。

用破故纸，为末，温酒下三钱匕。

又方，治肾虚腰脚无力。

生栗袋贮，悬干，每日平明吃十余颗，次吃猪肾粥。

又方，治丈夫腰膝积冷痛，或顽麻无力。

菟丝子（洗，秤）一两，牛膝一两。同浸于银器内，用酒过一寸，五日，曝干，为末，将元浸酒入少醇酒作糊，搜和丸，如梧桐子大。空心酒下二十丸。

《外台秘要》疗腰痛。

取黄狗皮，炙，裹腰痛处，取暖彻为度，频即差也。徐伯玉方同。

《斗门方》治腰痛。

用大黄半两，更入生姜半两，同切如小豆大，于铛内炒令黄色，投水两碗，至五更初顿服，天明取下腰间恶血物，用盆器贮，如鸡肝样，即痛止。

又方，治腰重痛。

用槟榔，为末，酒下一钱。

《梅师方》治卒腰痛，暂转不得。

鹿角一枚，长五寸，酒二升，烧鹿角令赤，内酒中浸一宿，饮之。

崔元亮《海上方》治腰脚冷风气。

以大黄二大两，切如棋子，和少酥炒，令酥尽入药中，切不得令黄焦，则无力。捣筛，为末。每日空腹以水大三合，入生姜两片如钱，煎十余沸，去姜，取大黄末两钱，别置碗子中，以姜汤调之，空腹顿服。如有余姜汤，徐徐呷之令尽，当下冷脓多恶物等，病即差，止。古人用毒药攻病，必随人之虚实而处置，非一切而用也。姚僧垣初仕，梁武帝因发热，欲服大黄，僧垣曰：大黄乃是快药，至尊年高，不可轻用。

帝弗从，几至委顿。元帝常有心腹疾，诸
医咸谓宜用平药，可渐宣通，僧垣曰：脉洪
而实，此有宿食，非用大黄无差理。帝从
而遂愈。以此言之，今医用一毒药而攻众
病，其偶中病，便谓此方之神奇，其差误乃
不言用药之失，如此者众矣，可不戒哉！

《修真方》神仙方。

菟丝子一斗，酒一斗，浸良久，漉出暴
干，又浸，以酒尽为度。每服二钱，温酒
下，日二服，后吃三五匙水饭压之，至三七
日，加至三钱匕。服之令人光泽，三年老
变为少，此药治腰膝去风，久服延年。

治虚损羸瘦不堪劳动方第三十三

治人素有劳根，苦作便发，则身百节皮肤无处不疼痛，或热筋急方

取白柘东南行根一尺，刮去上皮，取
中间皮以烧屑，亦可细切捣之，以酒服三
方寸匕，厚覆取汗，日三服。无酒，以浆服
之。白柘，是柘之无刺者也。

治卒连时不得眠方

暮以新布火炙以熨目,并蒸大豆,更番囊贮枕,枕冷复更易热,终夜常枕热豆,即立愈也。

此二条本在杂治中,并皆虚劳,患此疾,虽非乃飚急,不即治,亦渐瘵人。后方劳救,为力数倍,今故略载诸法。

凡男女因积劳虚损,或大病后不复常,若四体沉滞,骨肉疼酸,吸吸少气,行动喘惙,或小腹拘急,腰背强痛,心中虚悸,咽干唇燥,面体少色,或饮食无味,阴阳废弱,悲忧惨戚,多卧少起,久者积年,轻者才百日,渐至瘦削,五脏气竭,则难可复振。治之汤方

甘草二两,桂三两,芍药四两,生姜五两(无者亦可用干姜),大枣二七枚。以水九升,煮取三升,去滓,内饴八两,分三服,间日复作一剂。后可将诸丸散耳,黄芪加二两,人参二两,为佳。若患痰满及溏泻,可除饴耳。姚同。

又方，乌雌鸡一头，治如食法，以生地黄一斤（切），饴糖二升，内腹内，急缚，铜器贮，甑中蒸五升米久，须臾取出。食肉、饮汁，勿啖盐，三月三度作之。姚云神良，并止盗汗。

又方，甘草一两，白术四两，麦门冬四两，牡蛎二两，大枣二十枚，胶三两。水八升，煮取二升，再服。

又方，黄芪、枸杞根白皮、生姜三两，甘草、麦门冬、桂各二两，生米三合。水九升，煮取三升，分四服。

又方，羊肾一枚（切），术一升。以水一斗，煮取九升，服一升，日二三服，一日尽。冬月分二日服，日可再服。

又有建中肾沥汤法诸丸方。

干地黄四两，茯苓、薯蓣、桂、牡丹、山茱萸各二两，附子、泽泻一两。捣，蜜丸如梧子。服七丸，日三，加至十丸。此是张仲景八味肾气丸方，疗虚劳不足，大伤饮水，腰痛，小腹急，小便不利。又云长服，即去附子,加五味子,治大风冷。

又方,苦参、黄连、菖蒲、车前子、忍冬、枸杞子各一升。捣,蜜丸如梧子大。服十九,日三服。

有肾气大丸法诸散方。

术一斤,桂半斤,干地黄、泽泻、茯苓各四两。捣筛,饮服方寸匕,日三两服,佳。

又方,生地黄二斤,面一斤。捣,炒干,筛,酒服方寸匕,日三服。

附方

枸杞子酒,主补虚,长肌肉,益颜色,肥健人,能去劳热。

用生枸杞子五升,好酒二斗,研,搦匀碎,浸七日,漉去滓,饮之,初以三合为始,后即任意饮之。《外台秘要》同。

《食疗》补虚劳,治肺劳,止渴,去热风。

用天门冬,去皮心,入蜜煮之,食后服之。若曝干,入蜜丸,尤佳。亦用洗面,甚佳。

又方，崔卵白，和天雄末、菟丝子末为丸，空心酒下五丸。主男子阴萎不起，女子带下，便溺不利，除疝瘕，决痈肿，续五脏气。

《经验方》暖精气，益元阳。

白龙骨、远志等分。为末，炼蜜丸，如梧桐子大。空心卧时冷水下三十丸。

又方，除盗汗及阴汗。

牡蛎，为末，有汗处粉之。

《经验后方》治五劳七伤，阳气衰弱，腰脚无力，羊肾苁蓉羹法。

羊肾一对（去脂膜，细切），肉苁蓉一两（酒浸一宿，刮去皱皮，细切）。相和作羹，葱白盐五味等如常法事治，空腹食之。

又方，治男子女人五劳七伤，下元久冷，乌髭鬓，一切风病，四肢疼痛，驻颜壮气。

补骨脂一斤，酒浸一宿，放干，却用乌油麻一升和炒，令麻子声绝，即播去，只取补骨脂为末，醋煮面糊丸，如梧桐子大，早晨温酒盐汤下二十九。

又方，固阳丹。

菟丝子二两酒浸十日，水淘，焙干为末，更入杜仲一两蜜炙，捣，用薯蓣末酒煮为糊，丸如梧桐子大，空心用酒下五十丸。

《食医心镜》益丈夫，兴阳，理腿膝冷。

淫羊藿一斤，酒一斗浸，经三日，饮之，佳。

《御药院》治脚膝风湿，虚汗少力，多疼痛，及阴汗。

烧矾作灰，细研末，一匙头，沸汤投之，淋洗痛处。

《外台秘要》补虚劳，益髓长肌，悦颜色，令人肥健。

鹿角胶，炙，捣为末，以酒服方寸匕，日三服。

又，治骨蒸。

桃仁一百二十枚，去皮、双人，留尖，

杵和为丸，平旦井花水顿服令尽，服讫，量性饮酒令醉，仍须吃水，能多最精，隔日又服一剂，百日不得食肉。

又，骨蒸亦曰内蒸，所以言内者，必外寒内热附骨也，其根在五脏六腑之中，或皮燥而无光，蒸作之时，四肢渐细，足趺肿者。

石膏十分，研如乳法，和水服方寸匕，日再，以体凉为度。

崔元亮《海上方》疗骨蒸鬼气。

取童子小便五大斗（澄过），青蒿五斗（八月九月采，带子者最好，细锉）。二物相和，内好大釜中，以猛火煎取三大斗，去滓，净洗釜令干，再泻汁安釜中，以微火煎可二大斗，即取猪胆十枚相和，煎一大斗半，除火待冷，以新瓷器贮，每欲服时，取甘草二三两，熟炙，捣末，以煎和，捣一千杵，为丸。空腹粥饮下二十丸，渐增至三十丸，止。

治脾胃虚弱不能饮食方第三十四

治卒得食病似伤寒，其人但欲卧，七八日不治煞人，方

按其脊两边有陷处，正灸陷处两头，各七壮，即愈。

治食鱼鲙及生肉，住胸膈中不消化，吐之又不出，不可留，多使成癥方

朴消如半鸡子一枚，大黄一两。凡二物哎咀，以酒二升，煮取一升，去滓，尽服之，立消。若无朴消者，芒消代之，皆可用。

治食生冷杂物，或寒时衣薄当风，或夜食便卧不即消，心腹烦痛胀急，或连日不化方

烧地令极热，即敷薄荐莞席，向卧覆取汗，即立愈也。

治食过饱烦闷，但欲卧而腹胀方

熬面令微香，捣，服方寸匕。得大麦生面益佳。无面，以糜亦得。

此四条本在杂治中，皆食饮脾胃家事，令胃气充实，则永无食患。食宜先治其本，故后疏诸法。

腹中虚冷，不能饮食，食辄不消，羸瘦，致之四肢怔弱，百疾因此互生

生地黄十斤，捣绞取汁，和好面三斤，以日曝干，更和汁尽止。未食后，服半合，日三，稍增至三合。

又方，面半斤，麦蘖五升，豉五合，杏仁二升。皆熬令黄香，捣筛，丸如弹。服一枚，后稍增之。

又方，大黄、芍药各半斤（捣，末之），芒消半斤。以蜜三斤，于铜器中，汤上煎可丸，如梧子大。服七丸至十丸。

又方，曲一斤，干姜十两，茱萸一升，盐一弹。合捣，蜜和如弹丸，日三服。

又方，术二斤，曲一斤。熬令黄，捣，蜜丸，如梧子大。服三十丸①，日三。若

---

① 丸：原作"九"，形近致误。据道藏本及四库本改。

大冷，可加干姜三两。若患腹痛，加当归
三两。赢弱，加甘草二两，并长将息，徐以
曲术法。疗产后心下停水，仍须利之。

**治脾胃气弱，水谷不得下，遂成不复
受食方**

大麻子三升，大豆炒黄香，合捣筛，食
前一二方寸匕，日四五服，佳矣。

**治饱食便卧，得谷劳病，令人四肢烦
重，嘿①嘿欲卧，食毕辄甚方**

大麦蘖一升，椒一两（并熬），干姜三
两。捣末，服方寸匕，日三四服。

附方

《食医心镜》治脾胃气冷，不能下食，
虚弱无力，鹘突羹。

鲫鱼半斤，细切，起作鲙，沸豉汁热投
之，著胡椒、干姜、莳萝、橘皮等末，空腹
食之。

《近世方》主脾胃虚冷不下食，积久

---

① 嘿：同"默"，闭口不言。《玉篇·口部》：
"嘿，与默同。"《集韵·德韵》："嘿，静也，通作默。"

赢弱成瘵者。

温州白干姜,一物浆水煮,令透心润湿,取出焙干。捣筛,陈廪米煮粥饮丸,如桐子。一服三五十丸,汤使任用,其效如神。

《食疗》治胃气虚,风热不能食。

生姜汁半鸡子壳,生地黄汁少许,蜜一匙头,和水三合,顿服,立差。

《经验方》治脾元气发歇痛不可忍者。

吴茱萸一两,桃仁一两。和炒,令茱萸焦黑,后去茱萸,取桃仁,去皮尖,研细,葱白三茎,煨熟,以酒浸,温分二服。

《经验后方》治脾胃进食。

茴香二两,生姜四两。同捣令匀,净器内湿纸盖一宿,次以银石器中,文武火炒令黄焦,为末,酒丸如梧子大。每服十丸至十五丸,茶酒下。

《外台秘要》治久患气胀。

乌牛尿,空心温服一升,日一服,气散

即止。

治卒绝粮失食饥惫欲死方第三十五

粒食者，生人之所资，数日乏绝，便能致命。《本草》有不饥之文，而医方莫言斯术者，当以其涉在仙奇之境，非庸俗所能遵故也，遂使荒馑之岁，饿尸横路，良可哀乎。今略载其易为者云，若脱值奔窜在无人之乡，及堕坠溪谷、空井、深冢之中，四顾迥绝，无可藉口者，便须饮水服气，其服法如下。

闭口以舌料上下齿，取津液而咽之，一日得三百六十咽便佳。渐习乃可至千，自然不饥。三五日小疲极，过此便渐轻强。复有食十二时、六戊者诸法，恐危逼之地，不能晓方面及时之早晚，故不论此。若有水者，卒无器，便与左手贮，祝曰：丞掾吏之赐，真乏粮，正赤黄行无过，城下诸医以自防。毕，三叩齿，右手指三叩左手，如此三遍，便饮之。后复有杯器贮水，尤佳,亦左手执,右手以物扣之如法,日服三升,便不复饥,即差。

若可得游涉之地,周行山泽间者

但取松、柏叶,细切,水服二合,日中二三升,便佳。又,掘取白茅根,洗净,切,服之。此三物得行曝燥,石上捣碎服,服者食方寸①,辟一日。

又,有大豆者,取含光明币热②,以水服,尽此则解十日。赤小豆亦佳,得熬二豆黄,末,服一二升,辟十日。草中有术,天门冬、麦门冬、黄精、萎蕤、贝母,或生或熟,皆可单食,树木上自耳,及檀、榆白皮,并可辟饥也。

---

① 方寸:此下疑脱一"匕"字。

② 取含光明币热:《医心方》作"取三升,挼令光明遍热"。按:挼,揉搓,按摩。《广韵·灰韵》:"挼,手摩物也。"《集韵·灰韵》:"挼,手摩。"章炳麟《新方言·释言》:"今谓按摩曰挼。"币,遍及。《广雅·释诂二》:"币,遍也。"唐·韩愈《咏雪赠张籍》:"浩浩过三暮,悠悠币九垓。"

若遇荒年谷贵，无以充粮，应须药济命者

取稻米一斗，淘汰之，百蒸百曝，捣。日一餐，以水得三十日都止，则可终身不食，日行三百里。

又方，粳米一斗，酒三升，渍之，出曝之，又渍，酒尽止出，稍食之，渴饮之，辟三十日。足一斛二升，辟周年。

有守中丸药法

其疏诸米豆者，是人间易得易作，且不乖谷气，使质力无减耳。恐肉秽之身，忽然专御药物，或非所堪，若可得频营，则自更按余所撰谷方中求也。

附方

《圣惠方》绝谷升仙不食法。

取松实捣为膏，酒调下三钱，日三，则不饥渴。饮水，勿食他物，百日身轻，日行五百里。

《野人闲话》云伏虎尊师炼松脂法。

十斤松脂，五度以水煮过，令苦味尽，

取得后，每一斤炼了松脂，入四两茯苓末，每晨水下一刀圭，即终年不食，而后延龄，身轻清爽。

《抱朴子》云：汉成帝时，猎者于终南山见一人，无衣服，身皆生黑毛，跳坑越涧如飞，乃密伺其所在，合围取得，乃是一妇人，问之，言：我是秦之宫人，关东贼至，秦王出降，惊走入山，饥无所食，洎①欲饿死，有一老公教我吃松、柏叶实，初时苦涩，后稍便吃，遂不复饥，冬不寒，夏不热。此女是秦人，至成帝时，三百余载也。

① 洎：及；至。《集韵·至韵》："洎，及也。"《文选·张衡〈东京赋〉》："惠风广被，泽洎幽荒。"唐·杜甫《晚晴》："洎乎吾生何飘零，支离委绝同死灰。"

卷之五

治痈疽妬① 乳诸毒肿方第三十六

《隐居效方》治羊疽疮有虫痒

附子八分，藜芦二分。末，敷之，虫自然出。

葛氏疗奶发，诸痈疽发背及乳方②

比③灸其上百壮。

又方，熬粢粉令黑，鸡子白和之，涂练

---

① 妬，乳痈。《释名·释疾病》："乳痈曰妬。妬，褚也。气积褚不通至肿溃也。"

② 疗奶发，诸痈疽发背及乳方：《外台》作"疗始发诸痈疽发背及乳房方"，《医心方》作"治诸痈疽背及乳房初起，焮赤急痛，不早治杀人，使速消方"。

③ 比：《外台》作"皆"，《医心方》作"但"。按：比，副词，相当于"皆、都"，杨树达《词诠》："比，表数副词，皆也。"《战国策·秦策一》："闻战顿足徒裼，犯白刃，蹈煨炭，断死于前者比是也。"

上以贴痛,小穿练上作小口泄毒气,燥易之,神秘。

又方,釜底土[1]捣以鸡子中黄和涂之,加少豉,弥良。

又方,捣黄柏末,筛,鸡子白和,厚涂之,干复易,差。

又方,烧鹿角,捣末,以苦酒和,涂之,佳。

又方,于石上水磨鹿角,取浊汁,涂痛上,干复易,随手消。

又方,末半夏,鸡子白和,涂之,水磨敷并良。

又方,神效水磨,出《小品》。

又方,醋和茱萸,若[2]捣姜或小蒜敷之,并良。

一切恶毒肿

蔓菁根一大握(无,以龙葵根代之),

---

① 土:原作"上",形近致误,据《外台》改。

② 若:连词,表示选择关系,相当于"或、或者"。《左传·定公元年》:"若从践士,若从宋,亦唯命。"

乳头香一两（光明者），黄连一两（宣州者），杏仁十九枚（去尖用），柳木取三四钱（白色者）。各细锉，捣三二百杵，团作饼子，厚三四分，可肿处大小贴之，干复易，立散，别贴膏药治疮处，佳。

葛氏疗痈发数十处方

取牛矢烧，捣末，以鸡子白和涂之，干复易，神效。

又方，用鹿角、桂、鸡屎，别捣，烧，合和，鸡子白和涂，干复上。

又，痈已有脓，当使坏方

取白鸡两翅羽肢各一枚，烧服之，即穿。姚同。

又方，吞薏苡子一枚，勿多。

又方，以苦酒和雀矢，涂痈头上，如小豆。

葛氏，若已结痈，使聚不更长方

小豆，末涂，若鸡子白和尤佳，即差。

又方，芫花，末，胶汁和，贴上，燥复易，化为水。

若溃后,脓血不止,急痛

取生白楸叶,十重贴上,布帛宽缚之。

乳肿

桂心、甘草各二分,乌头一分(炮)。捣,为末,和苦酒涂,纸覆之,脓化为水,则神效。

葛氏,妇女乳痈妬肿

削柳根皮,熟捣,火温,帛囊贮熨之,冷更易,大良。

又方,取研米槌煮令沸,絮中覆乳以熨上,当用二枚,互熨之,数十回止。姚云神效。

乳痈方

大黄、罔草、伏龙肝(灶以下黄土也)、生姜各二分。先以三物捣筛,又合生姜捣,以醋和涂,乳痈则止,极验。刘涓子不用生姜,用干姜① 四分,分等。余比见用鲫鱼立验,此方《小品》,佳。

---

① 干姜:原作"生姜",据四库本改。

姚氏，乳痈

大黄、鼠粪（湿者）、黄连各一分。二物为末，鼠矢更捣，以黍米粥清和，敷乳四边，痛即止，愈。无黍米，用粳米并得。

又方，牛马矢敷，并佳，此并消去。

《小品》妒方

黄芩、白敛、芍药分等。末，筛，浆服一钱匕，日五服。若右乳结者，将左乳汁服，左乳结者，将右乳汁服，散消根。姚同，此方必愈。

姚方，捣生地黄敷之，热则易。小豆亦佳。

又云：二三百众疗不差，但坚紫色者。

用前柳根皮法云，熬令温，熨肿，一宿愈。

凡乳汁不得泄内结，名妒乳，乃急于痈。

徐玉疗乳中瘰疬起痛方

大黄、黄连各三两。水五升，煮取一升二合，分三服，得下即愈。

葛氏,卒毒肿起急痛方

芜菁根大者,削去上皮,熟捣,苦酒和如泥,煮三沸,急搅之出,敷肿,帛裹上,日再三易。用子亦良。

又方,烧牛矢,末,苦酒和,敷上,干复易。

又方,水和石灰封上。又,苦酒磨升麻,若青木香,或紫檀,以磨敷上,良。

又方,取水中萍子草,熟捣,以敷上。

又,已入腹者

麝香、熏陆香、青木香、鸡舌香各一两。以水四升,煮取二升,分为再服。

若恶核肿结不肯散者

吴茱萸、小蒜分等,合捣敷之。丹蒜亦得。

又方,捣鲫鱼以敷之。

若风肿多痒,按之随手起,或隐疹方

但令痛以手摩挗抑按,日数度,自消。

又方,以苦酒磨桂若独活,数敷之,良。

身体头面忽有暴肿处如吹方

巴豆三十枚,连皮碎,水五升,煮取三升,去滓,绵沾以拭肿上,趁手消,勿近口。

皮肉卒肿起,狭长赤痛名瘑

鹿角五两,白敛一两,牡蛎四两,附子一两。捣筛,和苦酒,涂帛上,燥复易。

《小品》痈结肿坚如石,或如大核,色不变,或作石痈不消

鹿角八两(烧作灰),白敛二两,粗理黄色磨石一斤(烧令赤)。三物捣作末,以苦酒和泥,厚涂痈上,燥更涂,取消止。内服连翘汤下之。姚方云:烧石令极赤,内五升苦酒中,复烧,又内苦酒中,令减半止,捣石和药,先用所余,苦酒不足,添上用。

姚方,若发肿至坚而有根者,名曰石痈

当上灸百壮,石子当碎出。不出者,可益壮。痈疽、瘤、石痈、结筋、瘰疬,皆不可就针角。针角者,少有不及祸者也。

又,痈未溃方

罔草,末,和鸡子白,涂纸令厚,贴上,燥复易,得痛自差。

痈肿振燋不可柂① 方

大黄,捣筛,以苦酒和,贴肿上,燥易,不过三,即差减,不复作脓,自消除,甚神验也。

痈肿未成脓

取牛耳垢封之,即愈。

若恶肉不尽者,食肉药食去,以膏涂之,则愈。食肉方

取白炭灰、荻灰等分,煎令如膏,此不宜预作。十日则歇,并可与去黑子。此大毒,若用效验,本方用法。

凡痈肿

用栝蒌根、赤小豆,皆当内苦酒中五宿,出,熬之毕,捣为散,以苦酒和,涂纸上贴肿,验。

---

① 柂:触动。《文选·谢惠连〈祭古冢文〉序》:"以物柂拨之,应手灰灭。"李善注:"南人以物触物为柂也。"

《隐居效方》消痈肿

白敛二分，藜芦一分。为末，酒和如泥，贴上，日三，大良。

疽疮骨出

黄连、牡蛎各二分。为末，先盐酒洗，后敷。

葛氏，忽得熛疽著手足肩，累累如米豆，刮汁出，急疗之

熬芜菁，熟捣，裹以展转其上，日夜勿止。

若发疽于十指端，及色赤黑，甚难疗，宜按大方，非单方所及。

若骨疽积年，一捏一汁出不差

熬末胶饴，勃疮上，乃破生鲤鱼以揞之，如炊顷，刮视有小虫出，更洗，敷药，虫尽则便止，差。

姚方云：熛疽者，肉中忽生一黗子如豆粟，剧者如梅李大，或赤或黑，或白或

青,其靥有核,核有深根,应心^①,小久^②四面悉肿,疱黯默紫黑色,能烂坏筋骨,毒入脏腑,煞人。南方人名为搇著毒

著厚肉处皆割之,亦烧铁令赤,烙赤三上,令焦如炭。亦灸黯疱^③上,百壮为佳。早春酸蓁叶薄其四面,防其长也,饮葵根汁、犀角汁、升麻汁,折其热。内外疗依丹毒法也。

刘涓子疗痈疽发坏,出脓血,生肉,黄芪膏

黄芪、芍药、大黄、当归、芎䓖、独活、白芷、薤白各一两,生地黄三两。九物切,猪膏二升半,煎三上三下,膏成,绞去滓,傅充疮中,摩左右,日三。

又,丹痈疽始发,浸淫进长,并少小丹搇方

升麻、黄连、大黄、芎䓖各二两,黄芩、芒消各三两,当归、甘草(炙)、羚羊角各

---

① 应心:《外台》其上有"痛惨"二字,当据补。

② 小久:四库本作"少久"。

③ 疱:原作"炮",形误,据四库本改。

一两。九物㕮咀，水一斗三升，煮取五升，去滓，还内锅中，芒消上，杖搅，令成膏。适冷热，贴帛搨肿上，数度便随手消散。王练甘林所秘方，慎不可近阴。

又，燸疮浸淫多汁，日就浸大，胡粉散

胡粉（熬）、甘草（炙）、茴茹、黄连各二分。四物捣散，筛，以粉疮，日三，极验。

诸疽疮膏方

蜡、乱发、矾石、松脂各一两，猪膏四两。五物先下发，发消下矾石，矾石消下松脂，松脂消下蜡，蜡消下猪膏，涂疮上。

赤龙皮汤，洗诸败烂疮方

槲皮（切）三升，以水一斗，煮取五升，春夏冷用，秋冬温用，洗乳疮及诸败疮，洗了则敷膏。

发背上初欲疹，便服此大黄汤

大黄、甘草（炙）、黄芩各二两，升麻二两，栀子一百枚。五物以水九升，煮取三升半，服。得快下数行便止，不下则更服。

疗发背,及妇人发乳,及肠痈,木占斯散

木占斯、厚朴(炙)、甘草(炙)、细辛、栝楼、防风、干姜、人参、桔梗、败酱各一两。十物捣为散,酒服方寸匕,昼七夜四,以多为善。病在上常吐,在下脓血,此谓肠痈之属,其痈肿即不痛。长服疗诸疽痔,若疮已溃,便早愈,发背无有不疗,不觉肿去。时长服,去败酱。多疗妇人发乳、诸产、癥瘕,益良。并刘涓子方。

刘涓子疗痈消脓,木占斯散方

木占斯、桂心、人参、细辛、败酱、干姜、厚朴(炙)、甘草(炙)、防风、桔梗各一两。十物为散,服方寸匕,入咽觉流入疮中。若痈疽灸,不发坏者,可服之。疮末坏,去败酱。此药或时有令痈[①]成水者。

痈肿瘰疬核不消,白蔹薄方

白蔹、黄连、大黄、黄芩、菵草、赤石脂、吴茱萸、芍药各四分。八物捣筛,以鸡

---

① 令痈:原作"痈令",据文义乙正。

子白和如泥,涂故帛上薄之,开小口,干即易之,差。

发背欲死者

取冬瓜,截去头,合疮上,瓜当烂,截去更合之,瓜未尽,疮已敛小矣,即用膏养之。

又方,伏龙肝,末之,以酒调,厚敷其疮口,干即易,不日平复。

又方,取梧桐子叶,鏊上煿成灰,绢罗,蜜调敷之,干即易之。

痈肿杂效方,疗热肿

以家芥子并柏叶捣,敷之,无不愈,大验。得山芥更妙。

又,捣小芥子末,醋和作饼子,贴肿及瘰疬,数看,消即止,恐损肉。此疗马附骨,良。

又方,烧人粪作灰,头醋和如泥,涂肿处,干数易,大验。

又方,取黄色雄黄、雌黄色石,烧热令赤,以大醋沃之,更烧醋沃,其石即软如泥，刮取涂肿，若干，醋和，此大秘要耳。

灸肿令消法

取独颗蒜，横截厚一分，安肿头上，炷如梧桐子大，灸蒜上百壮，不觉消，数数灸，唯多为善。勿令大热，但觉痛即擎起蒜，蒜焦，更换用新者，不用灸损皮肉。如有体干，不须灸。余尝小腹下患大肿，灸即差。每用之，则可大效也。

又方，生参□□□① 头上核。又，磁石，末，和醋敷之。

又方，甘草□□② 涂此蕉子不中食。

又方，鸡肠草敷。

又方，白蔹，末，敷，并良。

又，热肿疖

㶸胶数涂，一日十数度，即差。疗小儿疖子，尤良，每用神效。

一切毒肿，疼痛不可忍者

搜面团肿头如钱大，满中安椒，以面

---

① □□□：缺文。

② □□：缺文。

饼子盖头上，灸令彻痛，即立止。

又方，捣蓖麻仁，敷之立差。

手脚心风毒肿

生椒末、盐末等分。以醋和敷，立差。

痈疽生臭恶肉者

以白蔺茹散敷之，看肉尽便停，但敷诸膏药。若不生肉，敷黄芪散。蔺茹、黄芪，止一切恶肉。仍不尽者，可以七头赤皮蔺茹为散，用半钱匕，和白蔺茹散三钱匕，以敷之。此姚方，差。

恶脉病，身中忽有赤络脉起如蚓状，此由春冬恶风入络脉之中，其血瘀所作

宜服之五香连翘，镵去血，敷丹参膏，积日乃差。余度山岭即患，常服五香汤，敷小豆得消。以下并姚方。

恶核病者，肉中忽有核如梅李，小者如豆粒，皮中惨痛，左右走，身中壮热，瘭恶寒是也。此病卒然如起，有毒入腹杀人，南方多有此患

宜服五香连翘汤，以小豆敷之，立消。

若余核,亦得敷丹参膏。

恶肉病者,身中忽有肉,如赤小豆粒突出,便长如牛马乳,亦如鸡冠状

亦①宜服漏芦汤,外可以烧铁烙之,日三烙,令稍焦,以升麻膏敷之。

气痛之病,身中忽有一处如打扑之状,不可堪耐而左右走身中,发作有时,痛静时,便觉其处冷如霜雪所加,此皆由冬温至春,暴寒伤之

宜先服五香连翘数剂,又以白酒煮杨柳皮暖熨之。有赤点,点处宜镵去血也。

五香连翘汤 疗恶肉,恶脉,恶核,瘰疬,风结,肿气痛。

木香、沉香、鸡舌香各二两,麝香半两,薰陆一两,夜干②、紫葛、升麻、独活、寄生、甘草(炙)连翘各二两,大黄三两,淡竹沥三升。十三物,以水九升,煮减半,内竹沥三升,分三服,大良。

① 亦:四库本作"内"。
② 夜干:即射干。

漏芦汤 疗痈疽，丹疹，毒肿，恶肉。

漏芦、白蔹、黄芩、白薇、枳实（炙）、升麻、甘草（炙）、芍药、麻黄（去节）各二两，大黄三两。十物，以水一斗，煮取三升。若无药，用大黄下之，佳。其丹毒，须针镵去血。

丹参膏 疗恶肉，恶核，瘰疬，风结，诸脉肿。

丹参、蒴藋各二两，秦艽、独活、乌头、白及、牛膝、菊花、防风各一两，茵草叶、踯躅花、蜀椒各半两。十二物切，以苦酒二升，渍之一宿，猪膏四斤，俱煎之，令酒竭，勿过焦，去滓。以涂诸疾上，日五度，涂故布上贴之。此膏亦可服，得大行即须少少服。《小品》同。

升麻膏 疗丹毒肿热疮。

升麻、白蔹、漏芦、芒消各二两，黄芩、枳实、连翘、蛇衔各三两，栀子二十枚，蒴藋根四两。十物切，舂令细，纳器中，以水三升，渍半日，以猪脂五升，煎令水竭，去

滓。敷之，日五度。若急合，即水煎。极
验方。

葛氏疗卒毒肿起急痛

柳白皮，酒煮令热，熨上，痛止。

附方

《胜金方》治发脑，发背，及痈疽，热
疖，恶疮等。

腊月兔头，细锉，入瓶内密封，惟久愈
佳，涂帛上，厚封之，热痛敷之，如冰频
换，差。

《千金方》治发背，痈肿，已溃未
溃方。

香豉三升，少与水和，熟捣成泥，可肿
处作饼子，厚三分以上，有孔勿覆，孔上布
豉饼，以艾烈其上，灸之使温，温而热，勿
令破肉。如热痛，即急易之，患当减快得
分稳，一日二度灸之。如先有疮孔中汁
出，即差。

《外台秘要》疗恶寒啬啬，似欲发背，
或已生疮肿，瘾疹起方。

消石三两，以暖水一升，和令消，待冷，取故青布揲三重，可似赤处方圆，湿布搨之，热即换，频易立差。

《集验方》治发背。

以蜗牛一百个活者，以一升净瓶入蜗牛，用新汲水一盏，浸瓶中，封系，自晚至明，取出蜗牛放之，其水如涎，将真蛤粉不以多少，旋调敷，以鸡翎扫之疮上，日可十余度，其热痛止，疮便愈。

崔元亮《海上方》治发背秘法，李北海云此方神授，极奇秘。

以甘草三大两（生捣，别筛末），大麦面九两。于大盘中相和，搅令匀，取上等好酥少许，别捻入药，令匀，百沸水搜如饼子剂，方圆大于疮一分，热敷肿上，以油片及故纸隔，令通风，冷则换之。已成脓，水自出，未成，肿便内消。当患肿著药时，常须吃黄芪粥，甚妙。

又一法，甘草一大两，微炙，捣碎，水一大升浸之，器上横一小刀子，置露中经宿,平明以物搅令沫出,吹沫服之。但是疮肿、发背,皆可服,甚效。

《梅师方》治诸痈疽发背,或发乳房,初起微赤,不急治之,即死速。消①方

捣苎根敷之,数易。

《圣惠方》治附骨疽及鱼眼疮。

用狗头骨,烧烟薰之。

张文仲方治石痈坚如石,不作脓者。

生章陆根,捣,擦之,燥即易,取软为度。

《子母秘录》治痈疽,痔瘘疮,及小儿丹。

水煮棘根汁,洗之。

又方,末蝤蟮,敷之。

《小品方》治疽初作。

以赤小豆末,醋和敷之,亦消。

《博济方》治一切痈肿末破,疼痛,令内消。

以生地黄杵如泥,随肿大小,摊于布

---

① 消:四库本其上有"速"字。

上，糁木香末于中，又再摊地黄一重，贴于肿上，不过三五度。

《日华子》云：消肿毒。

水调决明子末，涂。

《食疗》治痈肿。

栝楼根，苦酒中熬燥，捣筛之，苦酒和，涂纸上，摊贴，服金石人宜用。

杨文蔚方，治痈末溃。

栝楼根、赤小豆等分，为末，醋调涂。

《千金方》治诸恶肿失治，有脓。

烧棘针作灰，水服之，经宿头出。

又方，治痈疮中冷，疮口不合。

用鼠皮一枚，烧为灰，细研，封疮口上。

孙真人云主痈发数处。

取牛粪，烧作灰，以鸡子白和，敷之，干即易。

《孙真人食忌》主一切热毒肿。

章陆根，和盐少许敷之，日再易。

《集验方》治肿。

柳枝，如脚指大，长三尺，二十枚，水煮令极热，以故布裹肿处，取汤热洗之，即差。

又方，治痈，一切肿未成脓，拔毒。

牡蛎白者，为细末，水调涂，干更涂。

又方，治毒热，足肿疼欲脱。

酒煮苦参以渍之。

《外台秘要》治痈肿。

伏龙肝，以蒜和作泥，涂用布上贴之，如干则再易。

又方，凡肿已溃未溃者。

以白胶一片，水渍令软，纳纳然肿之大小贴，当头上开孔。若已溃还合者，脓当被胶急撮之，脓皆出尽。未有脓者，肿当自消矣。

又方，烧鲤鱼作灰，酢和，涂之一切肿上，以差为度。

又，疗热毒病，攻手足肿，疼痛欲脱方。

取苍耳汁以渍之。

又方，水煮马粪汁以渍之。

《肘后方》治毒攻手足肿，疼痛欲断。

猪蹄一具，合葱煮，去滓，内少许盐，以渍之。

《经验后方》治一切痈肿无头。

以葵菜子一粒，新汲水吞下，须臾即破。如要两处破，服两粒，要破处，逐粒加之，验。

又方，治诸痈不消，已成脓，惧针不得破，令速决。

取白鸡翅下第一毛，两边各一茎，烧灰，研，水调服之。

又，《梅师方》取雀屎涂头上，即易破。雄雀屎佳，坚者为雄。

谨按：雄黄治疮疡，尚矣。

《周礼·疡医》凡疗疮疡以五毒攻之，郑康成注云：今医方有五毒之药，作之合黄堥，置石胆、丹砂、雄黄、礜石、磁石其中，烧之三日三夜，其烟上著，以鸡羽扫取之，以注创，恶肉、破骨则尽出。故翰林学士杨亿尝笔记：直史馆杨嵎年少时，有疡生于颊，连齿辅车外肿若覆瓯，内溃出脓血，不辍吐之，痛楚难忍，疗之百方，弥年不差。人语之，依郑法，合烧药成，注之创中，少顷，朽骨连两牙溃出，遂愈，后更安宁。信古方攻病之速也。黄墼若今市中所货，有盖瓦合也，近世合丹药，犹用黄瓦瓯，亦名黄墼，事出于古也。墼音武。

《梅师方》治产后不自乳儿，畜积乳汁结作痈。

取蒲公草，捣，敷肿上，日三四度易之。俗呼为蒲公英，语讹为仆公罂是也。水煮汁服，亦得。

又方，治妒乳乳痈。

取丁香，捣末，水调方寸匕服。

又方，治乳头裂破。

捣丁香末敷之。

《千金方》治妒乳。

梁上尘，醋和涂之。亦治阴肿。

《灵苑方》治乳痈，痈初发，肿痛结

硬，欲破脓，令一服差。

以北来真桦皮，无灰酒服方寸匕，就之卧，及觉已差。

《圣惠方》主妇人乳痈不消。

上用白面半斤，炒令黄色，用醋煮为糊，涂于乳上，即消。

《产宝》治乳及痈肿。

鸡屎，末，服方寸匕，须臾三服，愈。《梅师方》亦治乳头破裂，方同。

《简要济众》治妇人乳痈，汁不出，内结成脓肿，名妒乳。方

露蜂房，烧灰，研，每服二钱，水一中盏，煎至六分，去滓，温服。

又方，治吹奶，独胜散。

白丁香半两，捣罗为散，每服一钱匕，温酒调下，无时服。

《子母秘录》疗吹奶，恶寒壮热。

猪肪脂，以水浸，搨之，热即易，立效。

杨炎《南行方》治吹奶疼痛不可忍。

用穿山甲（炙黄）、木通各一两，自然

铜半两(生用)。三味捣罗为散,每服二钱,温酒调下,不计时候。

《食医心镜》云治吹奶不痒不痛,肿硬如石。

以青橘皮一两,汤浸去穰,焙,为末,非时温酒下二钱匕。

治肠痈肺痈方第三十七 ①

治卒发丹火恶毒疮方第三十八 ②

葛氏,大人小儿卒得恶疮,不可名识者

烧竹叶,和鸡子中黄涂,差。

又方,取蛇床子合黄连二两,末,粉疮上。燥者,猪脂和涂,差。

又方,烧蛇皮,末,以猪膏和,涂之。

---

① 此篇仅有篇目而无正文。

② 此篇有正文而无篇目,篇目据目录加。

又方，煮柳叶若①皮，洗之。亦可内少盐。此又疗面上疮。

又方，腊月猪膏一升，乱发如鸡子大，生鲫鱼一头，令煎，令消尽，又内雄黄、苦参（末）二两，大附子一枚（末），绞令凝，以敷诸疮，无不差。《胡洽》疗病疽疥，大效。

疮中突出恶肉者

末乌梅屑，敷之。又，末硫黄敷上，燥者，著唾和涂之。

恶疮连痂痒痛

捣扁豆封，痂落即差。近方。

治病癣疥漆疮诸恶疮方第三十九②

《小品》疗病癣疥恶疮方

水银、矾石、蛇床子、黄连各二两。四物捣筛，以腊月猪膏七合，并下水银，搅万

---

① 若：连词，表示选择关系，相当于"或""或者"。

② 此篇有正文而无篇目，篇目据目录加。

度,不见水银,膏成。敷疮,并小儿头疮,良。龚[1]庆宣加菌茹一两,疗诸疮,神验无比。

姚疗瘑疥

雄黄一两,黄连二两,松脂二两,发灰如弹丸。四物熔猪膏与松脂合,热捣,以薄疮上,则大良。

又,疗恶疮粉方

水银、黄连、胡粉(熬令黄)各二两。下筛,粉疮。疮无汁者,唾和之。

小儿身中恶疮

取笋汁,自澡洗,以笋壳作散敷之,效。

人体生恶疮似火,自烂

胡粉(熬黑)、黄柏、黄连分等。下筛,粉之也。

卒得恶疮

苍耳、桃皮,作屑,内疮中,佳。

---

[1] 龚:原作"袭",据文义改。

头中恶疮

胡粉、水银、白松脂各二两,腊月猪膏四两,合松脂煎,以水银、胡粉合研,以涂上,日再。《胡洽》云疗小儿头面疮。又一方,加黄连二两,亦疗得秃疮。

恶疮雄黄膏方

雄黄、雌黄(并末)、水银各一两,松脂二两,猪脂半斤,乱发如鸡子大。以上合煎,去滓,内水银,敷疮,日再。

效方,恶疮食肉雄黄散

雄黄六分,茼茹、矾石各二分,末疮中,日二。

疗疮方,最去面上粉刺方

黄连八分,糯米、赤小豆各五分,吴茱萸一分,胡粉、水银各六分。捣黄连等,下筛,先于掌中研水银,使极细,和药使相入,以生麻油总稀稠得所,洗疮拭干,敷之。但是疮即疗,神验不传。

甘家松脂膏，疗热疮，尤嘬脓，不痂无瘢方

松脂、白胶香、薰陆香各一两，当归、蜡各一两半，甘草一两，并切猪脂、羊肾脂各半合许，生地黄汁亦半合。以松脂等末，内脂膏、地黄汁中，微火煎令黄，下腊，绞去滓，涂布贴疮，极有验。甘家秘不能传，此是半剂。

地黄膏，疗一切疮已溃者，及炙贴之，无痂生肉，去脓，神秘方

地黄汁一升，松脂二两，薰陆香一两，羊肾脂及牛酥各如鸡子大。先于地黄汁煎松脂及香令消，即内羊脂、酥，并更用蜡半鸡子大，一时相和，缓火煎，水尽膏成，去滓。涂帛，贴疮，日一二易。加故绯一片，乱发一鸡子许大，疗年深者，十余日即差。生肉秘法。

妇人颊上疮，差后每年又发，甘家秘方涂之，永差

黄矾石二两（烧令汁尽），胡粉一两，

水银一两半。捣筛,矾石、胡粉更筛,先以片许猪脂于瓷器内①熟研水银令消尽,更加猪脂并矾石、胡粉,和使粘稠。洗面疮以涂上,又别熬胡粉令黄,涂膏讫,则薄此粉,数日即差。甘家用大验。

疗病疮,但是腰脚以下,名为病。此皆有虫食之,虫死即差,此方立验

醋泔淀一碗,大麻子一盏,白沙、盐末各一抄,和掩以敷疮,干更敷,先温泔净洗,拭干,敷一二度,即差。孔如针穴,皆虫食,大验。

效方,恶疮三十年不愈者

大黄、黄芩、黄连各一两。为散,洗疮净,以粉之,日三,无不差。又,黄柏分等,亦佳。

葛氏疗白秃方

杀猪即取肚,破去屎,及热以反搨头上,须臾,虫出著肚。若不尽,更作,取令

---

① 内:原作"肉",形近致误。据道藏本及四库本改。

无虫即休。

又方，末藜芦，以腊月猪膏和涂之。五月漏芦草，烧作灰，膏和使涂之。皆先用盐汤洗，乃敷。

又方，羊蹄草根，独根者，勿见风日及妇女鸡犬，以三年醋研和如泥，生布拭疮令赤，以敷之。

姚方，以羊肉如作脯法，炙令香，及热以搨上，不过三四日，差

又方，先以皂荚汤热洗，拭干，以少油麻①涂，再三即差。

附方

《千金方》治身风痒生疮疥。

以蒴藋子苗，煮汤洗之，立差。《千金翼方》同。

又方，茵陈蒿不计多少，煮浓汁洗之，

———————

① 油麻：四库本作"麻油"。按：油麻，即胡麻，因其多脂，又称脂麻。《本草纲目·谷部·胡麻》："按沈存中《笔谈》云：胡麻即今油麻。……油麻、脂麻，谓其多脂油也。"

立差。

《千金翼方》疮癣初生，或始痛痒。

以姜黄敷之，妙。

又方，嚼盐涂之，妙。

又方，漏瘤疮湿，癣痒浸淫，日瘙痒不可忍，搔之黄水出，差后复发。

取羊蹄根，去土，细切，捣，以大醋和，净洗敷上，一时间，以冷水洗之，日一敷，差。若为末敷之，妙。

《外台秘要》治癣疮方。

取蟾蜍，烧灰，末，以猪脂和，敷之。

又方，治干癣，积年生痂，搔之黄水出，每逢阴雨即痒。

用斑蝥半两，微炒为末，蜜调敷之。

又，治疥方。

捣羊蹄根，和猪脂涂上，或著盐少许，佳。

《斗门方》治疥癣。

用藜芦，细捣为末，以生油调敷之。

王氏《博济》治疥癣，满身作疮不可

治者。

何首乌、艾等分。以水煎令浓，于盆内洗之，甚能解痛，生肌肉。

《简要济众》治癣疮久不差。

羊蹄根，捣绞取汁，用调腻粉少许如膏，涂敷癣上，三五遍即差。如干，即猪脂调和敷之。

《鬼遗方》治疥癣。

松胶香，研细，约酌入少轻粉，衮令匀。凡疥癣，上先用油涂了，擦末，一日便干，顽者三两度。

《圣惠方》治癣湿痒。

用楮叶半斤，细切，捣烂，敷癣上。

《杨氏产乳》疗疮疥。

烧竹叶为末，以鸡子白和之涂上，不过三四次，立差。

《十全方》治疥疮。

巴豆十粒，火炮过黄色，去皮膜。上顺手研如面，入酥少许，腻粉少许，同研匀。爪破，以竹篦子点药。不得落眼里及外肾上，如熏灸著外肾，以黄丹涂，甚妙。

《经验方》治五般疮癣。

以韭根炒存性，旋捣末，以猪脂油调敷之，三度差。

《千金方》疗漆疮。

用汤渍①芒硝令浓，涂之，干即易之。

谭氏治漆疮。

汉椒汤洗之，即愈。

《千金翼》治漆疮。

羊乳敷之。

《集验方》治漆疮。

取莲叶干者一斤，水一斗，煮取五升，洗疮上，日再，差。

《斗门方》治漆咬。

用韭叶，研敷之。《食医心镜》同。

《千金方》主大人小儿风瘙瘾疹，心迷闷方。

巴豆二两，槌破，以水七升，煮取三升，以帛染拭之。

---

① 渍：原作"溃"，据四库本改。

《外台秘要》涂风疹。

取枳实，以醋渍令湿，火炙令热，适寒温，用熨上，即消。

《斗门方》治瘾疹。

楝皮，浓煎浴之。

《梅师方》治一切疹。

以水煮枳壳为煎，涂之，干即又涂之。

又方，以水煮芒硝涂之。

又，治风瘾疹方。

以水煮蜂房，取二升，入芒硝，敷上，日五度，即差。

《圣惠方》治风瘙瘾疹，遍身痒成疮。

用蚕沙一升，水二斗，煮取一斗二升，去滓，温热得所，以洗之。宜避风。

《千金翼》疗丹瘾疹方。

酪和盐热煮，以摩之，手下消。

又，主大人小儿风疹。

茱萸一升，酒五升，煮取一升，帛染拭之。

《初虞世》治皮肤风热，遍身生瘾疹。

牛蒡子、浮萍等分，以薄荷汤调下二钱，日二服。

《经验后方》治肺毒疮如大风疾，绿云散。

以桑叶好者，净洗过，熟蒸一宿后，日干为末，水调二钱匕服。

《肘后方》治卒得浸淫疮，转有汁多起，心早治之，续身周匝则杀人。

以鸡冠血敷之，差。

又方，疗大人小儿卒得月蚀方。

于月望夕取兔屎，及内虾蟆腹中，合烧为灰，末，以敷疮上，差。

《集验方》疗月蚀疮。

虎头骨二两，捣碎，同猪脂一升，熬成膏，黄，取涂疮上。

《圣惠方》治反花疮。

用马齿苋一斤，烧作灰，细研，猪脂调敷之。

又方，治诸疮胬肉，如蜓出数寸。

用硫黄一两，细研，胬肉上薄涂之，即

便缩。

《鬼遗方》治一切疮肉出。

以乌梅烧为灰，研末，敷上，恶肉立尽，极妙。

《简要济众方》敷疮药。

黄药子四两，为末，以冷水调敷疮上，干即旋敷之。

《兵部手集》治服丹石人有热疮，疼不可忍方。

用纸环围肿处，中心填硝石令满，匙抄水淋之，觉其不热，疼即止。

治头疮，及诸热疮。

先用醋少许，和水净洗，去痂，再用温水洗，裛干，百草霜细研，入腻粉少许，生油调涂，立愈。

治恶疮。

唐人记其事云：江左尝有商人左膊上有疮如人面，亦无它苦，商人戏滴酒口中，其面亦赤色，以物食之，亦能食，食多则宽，膊内肉胀起，或不食之，则一臂痹。有善医者，教其历试诸药，金石草木之类，悉试之无苦，至贝母，其疮乃聚眉闭口，商人喜曰：此药可治也。因以小苇筒毁其口，灌之，数日成痂，遂愈，然不知何疾也。谨按：《本经》主金疮，此岂金疮之类欤。

治卒得癞皮毛变黑方第四十

癞病方

初觉皮肤不仁，或淫淫苦痒如虫行，或眼前见物如垂丝，或瘾疹赤黑。此即急疗，蛮夷酒佳善。

疗白癞

苦参五斤，酒三斗渍，饮勿绝。并取皮根，末服，效验。

又方，艾千茎，浓煮，以汁渍曲作酒，常饮使醺醺。姚同。

姚方，大蝮蛇一枚，切，勿令伤，以酒渍之，大者一斗，小者五升，以糠火温令熟①,乃②取蛇一寸许,以腊月猪膏和,敷疮,差。

亦疗鼠瘘诸恶疮

苦参二斤,露蜂房二两,曲二斤,水三斗,渍药二宿,去滓,黍米二升,酿熟。稍饮,日三。一方加猬皮,更佳。

附方

《圣惠方》治大风癞疾,骨肉疽败,百节疼酸,眉鬓堕落,身体习习痒痛。

以马先蒿,细锉,炒为末,每空心及晚食前温酒调下二钱匕。

又方,治大风疾,令眉鬓再生。

用侧柏叶,九蒸九曝,捣罗为末,炼蜜和丸,如梧桐子大。日三服夜一服,熟水下五丸十九,百日即生。

又方,治大风,头面髭发脱落。

以桑柴灰,热汤淋取汁洗面,以大豆

① 熟:原阙,据四库本补。道藏本作"下"。《外台》作"酒尽"。

② 乃:原阙,据四库本补。

水研取浆，解泽灰味，弥佳。次用熟水入绿豆，去皮①取净，不过十度，良，二日一沐头，一日一洗面。

又方，治白癞。

用马鞭草不限多少，为末，每服食前用荆芥薄荷汤调下一钱匕。

《食疗》治癞。

可取白蜜一斤，生姜二斤，捣取汁，先称同铫令知斤两，即下蜜于铫中消之，又秤知斤两，下姜汁于蜜中，微火煎，令姜汁尽，秤蜜斤两在即休，药已成矣。患三十年癞者，平旦服枣许大一丸，一日三服，酒饮任下。忌生冷醋滑臭物。功用甚多，活人众矣，不能一一具之。

《外台秘要》治恶风疾。

松脂，炼，投冷水中二十次，蜜丸。服二两，饥即服之，日三。鼻柱断离者，三百日差。断盐及房室。

《抱朴子》云：赵瞿病癞，历年医不

———

① 去皮：原阙，据道藏本补。

差，家乃齎粮弃送于山穴中，瞿自怨不幸，悲叹涕泣。经月，有仙人经穴见之，哀之，具问其详。瞿知其异人也，叩头自陈乞命，于是仙人取囊中药赐之。教其服百余日，疮愈，颜色悦，肌肤润。仙人再过视之，瞿谢活命之恩，乞遗其方，仙人曰：此是松脂，彼中极多，汝可炼服之，长服身转轻，力百倍，登危涉险，终日不困，年百岁齿不堕，发不白，夜卧常见有光大如镜。

《感应神仙传》云：崔言者，职隶左亲骑军一旦得疾，双眼昏，咫尺不辨人物，眉发自落，鼻梁崩倒，肌肤有疮如癣，皆谓恶疾，势不可救。因为洋州骆谷子归寨使，遇一道流，自谷中出，不言名姓，授其方曰：

皂角刺一二斤，为灰，蒸久晒，研为末，食上浓煎大黄汤调一钱匕服。一旬，鬓发再生，肌肤悦润，愈，眼目倍常明。得此方后，却入山不知所之。

《朝野金载》云：商州有人患大风，家

人恶之山中，为起茅屋，有乌蛇坠酒罂中，病人不知，饮酒渐差，罂底尚有蛇骨，方知其由也。用道谨按：李肇国史补云：李舟之弟患风，或说蛇酒治风，乃求黑蛇，生置瓮中，酝以曲蘖，数日蛇声不绝，及熟，香气酷烈，引满而饮之，斯须悉化为水，唯毛发存焉。《金载》之说，恐不可轻用。

治卒得虫鼠诸瘘方第四十一 后有瘰疬

姚云：凡有肿，皆有相主，患者宜检本方。多发头两边，累累有核。

姚方，鼠瘘肿核痛，未成脓方

以柏叶敷著肿上，熬盐著叶上，熨令热气下，即消。

葛氏，卒得鼠瘘，有瘰疬未发疮而速热者，速疗方

捣乌鸡足若车前草，敷之。

若已有核，脓血出者

以热牛屎涂之，日三。

又方，取白鲜皮，煮服一升，当吐

鼠子。

又方,取猫狸一物,料理作羹如食法,空心进之,鼠子死出。又,当生吞,其功弥效。

又方,取鼠中者一枚,乱发如鸡子大,以三岁腊月猪脂煎之,令鼠骨肉及发消尽,半涂之,半酒服,鼠从疮中出。姚云秘不传之法。

刘涓子鼠瘘方

以龟壳、甘草(炙)、桂心、雄黄、干姜、狸骨(炙)。六物分等,捣,下蜜和,内疮中,无不差。先灸作疮,后与药良。

又方,柞木皮五升,以酒一斗,合煎,熟出皮,煎汁令得二升,服之尽,有宿肉出,愈。

又,瘘疮生 ① 肉膏

楝树白皮、鼠肉、当归各二两,薤白三两,生地黄五两,腊月猪脂三升。煎膏成,敷之孔上,令生肉。

① 生:原作"坐",据四库本改。

葛氏,若疮多而孔小,是蚁瘘。方

烧鳝鲤甲,猪膏和,敷。

又方,烧蜘蛛二七枚,敷,良。

又,瘘方

煎桃叶、枝作煎,净洗疮了,内孔中,大验方。

葛氏,若著口里

东行楝根,细锉,水煮,取清汁含之,数吐,勿咽。

肉瘘方

槐白皮,捣丸,绵裹内下部中敷,效。

鼠瘘方

石南、生地黄、雌黄、茯苓、黄连各二两。为散,敷疮上,日再。

又方,矾石三分(烧),斑蝥一分(炙,去头足)。捣下,用醋和服半匕,须臾瘘虫从小便中出。《删繁方》。

附方

《肘后方》治风瘘。

露蜂房一枚,炙令黄赤色,为末,每用

一钱，腊月猪脂匀调，敷疮上。

《千金方》治鼠瘘。

以鸡子一枚，米下熬半日，取出黄，熬令黑，先拭疮上汁，令干，以药内疮孔中，三度即差。

《千金翼》治蚁瘘。

取鲮鲤甲二七枚，末，猪膏和敷之。

《圣惠方》治蝼蛄瘘。

用槲叶烧灰，细研，以泔别浸槲叶，取洗疮，拭之，内少许灰于疮中。

又方，治一切瘘。

炼成松脂，末，填疮孔令满，日三四度用之。

治卒阴肿痛颓卵方第四十二

葛氏，男子阴卒肿痛方

灸足大指第二节下横纹理正中央五壮，佳。姚云：足大指本，三壮。

又方，桃核中仁，熬，末，酒服如弹丸。姚云不过三。

又方，灶中黄土，末，以鸡子黄和，敷之。蛇床子，末，和鸡子黄敷之，亦良。

又方，捣芜菁根，若马鞭草，敷并良。姚同。

又方，鸡翮六枚，烧，并蛇床子末分等，合服，少随卵左右敷卵，佳。姚方无蛇床子。

小儿阴疝，发时肿痛

依仙翁前灸法，随左右灸，差。

随痛如刺方

但服生夜干汁取下，亦可服丸药下之。云作走马汤，亦在尸注中有。

阴丸卒缩入腹，急痛欲死，名阴疝

狼毒四两，防风二两，附子三两。烧① 蜜丸，服三丸如桐子大，日夜三度。

阴茎中卒痛不可忍

雄黄、矾石各二两，甘草一尺。水五升，煮取二升，渍。姚云疗大如斗者。

---

① 烧：疑当作"炼"。

葛氏，男子阴疮损烂

煮黄柏洗之，又白蜜涂之。

又方，黄连、黄柏分等。末之，煮取肥猪肉汁，渍疮讫，粉之。姚方，蜜煎甘草，末涂之，比者见有阴头肿，项下疮欲断者，猪肉汁渍。依姚方，即神效。

阴蚀欲尽者

虾蟆、兔矢分等。末，勃疮上。

阴痒汁出

嚼生大豆黄涂之。亦疗尿灰疮。

姚疗阴痒生疮

嚼胡麻，涂之。

葛疗阴囊下湿痒皮剥

乌梅十四枚，钱四十文，三指撮盐，苦酒一升，于铜器内总渍九日，日洗之。又，煮槐皮若黄柏汁及香叶汁，并良。

疗人阴生疮，脓出曰方

高昌白矾一小两，捣细，麻人等分。研，炼猪脂一合，于瓷器中和搅如膏。然后取槐白皮切，作汤，以洗疮上，拭令干，即取膏涂上，然后以楸叶帖上，不过三。

又，阴疮有二种，一者作白脓出，曰阴蚀疮。二者但亦作疮，名为热疮。若是热，即取黄柏一两，黄芩一两，切，作汤洗之，仍取黄连、黄柏，作末敷之。

女子阴疮

末硫黄，敷上。姚同。

又，烧杏仁，捣，涂之。

又方，末雄黄、矾石各二分，麝香半分，捣，敷。姚同。

若阴中痛

矾石二分（熬），大黄一分，甘草半分。末，绵裹如枣以导之，取差。

若有息肉突出

以苦酒三升，渍乌喙五枚三日，以洗之，日夜三四度。

若苦痒，搔之痛闷

取猪肝，炙热，内阴中，当有虫著肝。

小儿秃方

取白头翁根，捣，敷一宿，或作疮二十日，愈。

灸㿉

但灸其上，又灸茎上，又灸白小腹脉上，及灸脚大指三中，灸一壮，又灸小指头，随㿉左右著灸。

姚氏方

杨柳枝如足大指大，长三尺，二十枚，水煮令极热，以故纸及氊掩肿处，取热柳枝，更取拄之，如此取得差，止。

又，卵㿉

熟捣桃仁，敷之。亦疗妇人阴肿，燥即易之。

《小品》牡丹散，疗㿉偏大气胀方

牡丹、防风、桂心、豉（熬）、铁精分等。合捣下，服方寸匕，小儿一刀圭，二十日愈，大良。婴儿以乳汁和如大豆与之。

不用药法，疗㿉必差方

令病人自把糯米饼子一枚，并皂荚刺一百个，就百姓间坐社处，先将皂荚刺分合社人、社官，三老以下各付一针，即出饼子示人。从头至尾，皆言从社官以下，乞针槌,社人问云:槌何物?病人云:槌人魁。周匝总遍讫,针并插尽,即时饼却到家,收掌于一处,饼干,颓不觉自散,永差,极神效。

附方

《千金方》有人阴冷,渐渐冷气入阴囊,肿满恐死,日夜疼闷不得眠。

取生椒,择之令净,以布帛裹著丸囊,令厚半寸,须臾热气大通,日再易之,取消,差。

又,《外台秘要方》煮大蓟根汁,服之立差。

《梅师方》治卒外肾偏肿疼痛。

大黄,末,和醋涂之,干即易之。

又方,桂心,末,和水调方寸匕,涂之。

又方,治卒外肾偏疼。

皂荚和皮为末,水调敷之,良。

《初虞世方》治水癩偏大,上下不定,疼痛。

牡蛎不限多少,盐泥固济,炭三斤,煅

令火尽，冷，取二两，干姜一两，炮。上为细末，用冷水调，稀稠得所，涂病处，小便利即愈。

《经验方》治丈夫本藏气伤，膀胱连小肠等气。

金铃子一百个，温汤浸过，去皮，巴豆二百个，槌微破，麸二升，同于铜锅内炒，金铃子赤熟为度，放冷，取出去核，为末。每服三钱，非时热酒、醋汤调并得。其麸、巴豆不用也。

《外台秘要》治膀胱气急，宜下气。

芫荑，捣，和食盐末，二物等分，以绵裹如枣大，内下部，或下水恶汁，并下气，佳。

又，治阴下湿。

吴茱萸一升，水三升，煮三沸，去滓，洗，痒差。

又，治阴头生疮。

以蜜煎甘草涂之，差。

《千金方》治丈夫阴头痛，师所不

能治。

乌贼鱼骨，末粉敷之，良。

又，《千金翼方》鳖甲一枚，烧，令末，
以鸡子白和敷之，良。

卷之六

治目赤痛暗昧刺诸病方第四十三 ①

华佗禁方

令病人自用手两指擘所患眼,垂空咒之曰:泛泛,屋舍狭窄,不容宿客。即出也。

伤寒方末亦有眼方。

姚方,目中冷泪出,眦赤痒,乳汁煎方

黄连三分,蕤仁二分,干姜四分。以乳汁一升,渍一宿,微火煎取三合,去滓,取米大敷眦。

睛为所伤损破方

牛旋,日二点,避风。黑睛破,亦差。

---

① 四十三:原作"四十",据篇目文序改。

附方

《范汪方》主目中泪出不得开，即刺痛方。

以盐如大豆许，内目中，习习去盐，以冷水数洗目，差。

《博济方》治风毒上攻，眼肿痒涩，痛不可忍者，或上下睑眦赤烂，浮翳瘀肉侵睛，神效驱风散。

五倍子一两，蔓荆子一两半。同杵末，每服二钱，水二盏，铜石器内煎及一盏，澄滓，热淋洗，留滓二服，又依前煎淋洗。大能明眼目，去涩痒。

《简要济众》治肝虚目睛疼，冷泪不止，筋脉痛，及眼羞明怕日，补肝散。

夏枯草半两，香附子一两。共为末，每服一钱，腊茶调下，无时。

《圣惠方》治眼痒急赤涩。

用犬胆汁注目中。

又方，治风赤眼。

以地龙十条，炙干，为末，夜卧以冷茶

调下二钱匕。

又方，治伤寒热毒气攻，眼生白翳。

用乌贼鱼骨二两，不用大皮，杵末，入龙脑少许，更研令细，日三四度，取少许点之。

又方，治久患内障眼。

车前子、干地黄、麦门冬等分。为末，蜜丸，如梧桐子大，服屡效。

治目方，用黄连多矣，而羊肝丸尤奇异。

取黄连(末)一大两，白羊子肝一具(去膜)。同于砂盆内研令极细，众手捻为丸，如梧桐子。每食以暖浆水吞二七枚，连作五剂，差。但是诸眼目疾，及障翳青盲，皆主之。禁食猪肉及冷水。刘禹锡云：有崔承元者，因官治一死罪囚出活之，因后数年，以病自致死。一旦崔为内障所苦，丧明逾年后，半夜叹息独坐时，闻阶除间悉窣之声，崔问为谁，曰：是昔所蒙活者囚，今故报恩至此。遂以此方告讫而没。

崔依此合服，不数月眼复明，因传此方
于世。

又方，今医家洗眼汤。

以当归、芍药、黄连等分停细，以雪水
或甜水煎浓汁，乘热洗，冷即再温洗。甚
益眼目，但是风毒，赤目花翳等，皆可用
之。其说云：凡眼目之病，皆以血脉凝滞
使然，故以行血药合黄连治之，血得热即
行，故乘热洗之，用者无不神效。

又方，治雀目不计时月。

用苍术二两，捣罗为散，每服一钱，不
计时候。以好羊子肝一个，用竹刀子批
破，掺药在内，麻绳缠定，以粟米泔一大
盏，煮熟为度。患人先薰眼，药气绝，即吃
之。《简要济众》治小儿雀目。

《梅师方》治目暗，黄昏不见物者。

以青羊肝，切，淡醋食之。煮亦佳。

又方，治眼睛无故突一二寸者。

以新汲水灌渍睛中，数易水，睛自入。

崔元亮《海上方》著此三名，一名西

国草，一名毕楞伽，一名覆盆子。治眼暗不见物，冷泪浸淫不止，及青盲，天行目暗等。

取西国草，日暴干，捣令极烂，薄绵裹之，以饮男乳汁中浸，如人行八九里久。用点目中，即仰卧，不过三四日，视物如少年。禁酒油面。

《千金方》点小儿黑花眼翳涩痛。

用贝齿一两，烧作灰，研如面，入少龙脑，点之，妙。

又方，常服明目洞视。

胡麻一石，蒸之三十遍，末，酒服，每日一升。

又方，古方明目黑发。

槐子于牛胆中渍，阴干百日。食后吞一枚，十日身轻，三十日白发黑，百日内通神。

《孙真人食忌》主眼有翳。

取芒消一大两，置铜器中，急火上炼之，放冷后，以生绢细罗，点眼角中，每夜欲卧时一度点，妙。

《经验方》退翳明目白龙散。

马牙消光净者，用厚纸裹，令按实，安在怀内著肉处，养一百二十日，取出，研如粉，入少龙脑，同研细。不计年岁深远，眼内生翳膜，渐渐昏暗，远视不明，但瞳仁不破散，并医得，每点用药末两米许，点目中。

又方，治内外障眼。

苍术四两（米泔浸七日，逐日换水后，刮去黑皮，细切，入青盐一两，同炒黄色为度，去盐不用），木贼二两（以童子小便浸一宿，水淘，焙干）。同捣为末，每日不计时候，但饮食蔬菜内调下一钱匕，服甚验。

《经验后方》治虚劳眼暗。

采三月蔓菁花，阴干，为末，以井花水每空心调下二钱匕。久服长生，可读夜书。

《外台秘要》主目翳及努肉。

用矾石最白者，内一黍米大于翳上及努肉上，即冷泪出，绵拭之，令恶汁尽，其疾日日减，翳自消薄，便差。矾石须真白好者，方可使用。

又，补肝散，治三十年失明。

蒺藜子，七月七日收，阴干，捣散，食后水服方寸匕。

又，疗盲。

猪胆一枚，微火上煎之可丸，如黍米大，内眼中，食顷良。

又方，治翳如重者。

取猪胆白皮，曝干，合作小绳子如粗钗股大小，烧作灰，待冷，便以灰点翳上，不过三五度即差。

又方，轻身益气明目。

芜菁子一升，水九升，煮令汁尽，日干，如此三度，捣末，水服方寸匕，日三。

《斗门方》治火眼。

用艾，烧令烟起，以碗盖之，候烟上碗成煤，取下，用温水调化，洗火眼，即差。

更入黄连甚妙。

《广利方》治眼筑损，努肉出。

生杏仁七枚，去皮，细嚼，吐于掌中，及热以绵裹箸头，将点努肉上，不过四五度，差。

《药性论》云：空心用盐揩齿，少时吐水中洗眼，夜见小字，良。

顾含养嫂失明，含尝药视膳，不冠不食。嫂目疾须用蚺蛇胆，含计尽求不得。有一童子，以一合授含，含开乃蚺蛇胆也，童子出门，化为青鸟而去，嫂目遂差。

治卒耳聋诸病方第四十七 ①

葛氏，耳卒聋

取鼠胆，内耳内，不过三，愈。有人云：侧卧沥一胆尽，须臾胆汁从下边出，初出益聋，半日顷，乃差。治三十年老聋。

又方，巴豆十四枚，捣，鹅脂半两，火

---

① 治卒耳聋诸病方第四十七：此上阙第四十四、第四十五、第四十六篇目及正文。

熔，内巴豆，和取如小豆，绵裹内耳中差，日一易。姚云差三十年聋。

若卒得风，觉耳中怳怳者

急取盐七升，甑蒸使热，以耳枕盐上，冷复易。亦疗耳卒疼痛，蒸熨。

又方，栝蒌根，削令可入耳，以腊月猪脂煎三沸，出塞耳，每日作，三七日即愈。

姚氏，耳痛有汁出方

熬杏仁令赤黑，捣如膏，以绵裹塞耳，日三易，三日即愈。

聤耳耳中痛，脓血出方

月下灰，吹满耳令深入，无苦即自出。

耳聋菖蒲根丸

菖蒲根一寸，巴豆一粒（去皮心）。二物合捣筛，分作七丸，绵裹，卧即塞，夜易之，十日立愈，黄汁立差。

耳中脓血出方

细附子末，以葱涕和，灌耳中，良。单葱涕亦佳，侧耳令入耳。

耳中常鸣方

生地黄,切,以塞耳,日十数易。

《小品》疗聤耳,出脓汁散方

矾石二两(烧),黄连一两,乌贼鱼骨一两。三物为散,即如枣核大,绵裹塞耳,日再易。更加龙骨。

耳聋巴豆丸

巴豆一枚(去心、皮),斑蝥一枚(去翅足)。二物合捣筛,绵裹塞耳中,再易,甚验。云此来所用则良。

又方,磁石、菖蒲、通草、熏陆香、杏仁、蓖麻、松脂。捣筛,为末,分等,蜡及鹅脂和硬,和为丸,稍长,用钗子穿心为孔,先去耳塞,然后内于药,日再。初著痒,及作声月余总差。殿中侯监效。

耳卒痛

蒸盐熨之。

痛不可忍求死者

菖蒲、附子各一分。末,和乌麻油炼,点耳中,则立止。

聤耳脓血出

车辖脂塞耳中,脓血出尽,愈。

附方

《肘后方》疗耳卒肿出脓水方。

矾石,烧,末,以笔管吹耳内,日三四度,或以绵裹塞耳中,立差。

《经验方》治底耳方。

用桑螵蛸一个,慢火炙,及八分熟,存性,细研,入麝香一字,为末,糁在耳内,每用半字,如神效。如有脓,先用绵包子捻去,次后糁药末入耳内。

又方,治耳卒聋。

巴豆一粒,腊裹,针刺令通透,用塞耳中。

《梅师方》治耳久聋。

松脂三两(炼),巴豆一两。相和,熟捣可丸,通过以薄绵裹,内耳孔中塞之,日一度易。

《圣惠方》治肾气虚损耳聋。

用鹿肾一对,去脂膜,切,于豉汁中,

入粳米二合,和煮粥,入五味之法调和,空腹令之作羹及酒并得。

《杜壬方》治耳聋,因肾虚所致,十年内一服愈。

蝎至小者四十九枚,生姜如蝎大四十九片。二物铜器内炒,至生姜干为度,为末,都作一服,初夜温酒下,至二更尽,尽量饮酒,至醉不妨。次日耳中如笙簧,即效。

《胜金方》治耳聋立效。

以干地龙,入盐,贮在葱尾内为水,点之。

《千金方》治耳聋。

以雄黄、硫黄等分。为末,绵裹,塞耳中。

又方,酒三升,渍牡荆子一升,碎之,浸七日,去滓,任性服尽,三十年聋差。

又方,以醇酢微火煎附子,削令尖,塞耳,效。

《外台秘要》治聋。

芥子捣碎，以人乳调和，绵裹塞耳，差。

《杨氏产乳方》疗耳鸣无昼夜。

乌头（烧作灰）、菖蒲等分。为末，绵裹，塞耳中，日再用，效。

治耳为百虫杂物所入方第四十八

葛氏，百虫入耳

以好酒灌之，起行自出。

又方，闭气，令人以芦吹一耳。

又方，以桃叶塞两耳，立出。

蜈蚣入耳

以树叶裹盐灰令热，以掩耳，冷复易，立出。

蚰蜒入耳

熬胡麻，以葛囊贮，枕之，虫闻香则自出。

蚁入耳

炙猪脂、香物，安耳孔边，即自出。

神效方,蚰蜒入耳

以牛酪灌满耳,蚰蜒即出,出当半销。若入腹中,空腹食好酪一二升,即化为黄水而出。不尽,更作服。手用神验无比,此方是近得。

又方,小鸡一只,去毛、足,以油煎令黄,箸穿作孔枕之。

又方,取蚯蚓内葱叶中,并化为水,滴入耳中,蚰蜒亦化为水矣。

附方

《胜金方》主百虫入耳不出。

以鸡冠血滴入耳内,即出。

又,《千金方》捣韭汁,灌耳中,差。

又方,治耳中有物不可出。

以麻绳剪令头散,敷好胶,著耳中物上粘之,令相著,徐徐引之令出。

又,《梅师方》取车釭脂,涂耳孔中,自出。

《续十全方》治虫入耳。

秦椒末一钱,醋半盏浸良久,少少灌

耳，虫自出。

《外台秘要》《肘后》治蚁入耳。

烧鲮鲤甲，末，以水调灌之，即出。

刘禹锡《传信方》治蚰蜒入耳。

以麻油作煎饼枕卧，须臾蚰蜒自出而差。李元淳尚书在河阳日，蚰蜒入耳，无计可为。半月后，脑中洪洪有声，脑闷不可彻，至以头自击门柱。奏疾状危极，因发御药以疗之，无差者。为受苦不念生存，忽有人献此方乃愈。

《兵部手集》治蚰蜒入耳。

小蒜汁，理一切虫入耳，皆同。

钱相公《箧中方》治百节蚰蜒并蚁入耳。

以苦醋注之，起行即出。

《圣惠方》治飞蛾入耳。

酱汁灌入耳，即出。又，击铜器于耳旁。

《经验方》治水入耳。

以薄荷汁点，立效。

治卒食噎不下方第四十九

葛氏方,取少蜜含之,即立下

又方,取老牛涎沫,如枣核大,置水中饮之,终身不复患噎也。

附方

《外台秘要》治噎。

羚羊角屑一物,多少自在,末之,饮服方寸匕。亦可以角摩噎上,良。

《食医心镜》治卒食噎。

以陈皮一两,汤浸去穰,焙,为末,以水一大盏,煎取半盏,热服。

《圣惠方》治膈气,咽喉噎塞,饮食不下。

用碓嘴上细糠,蜜丸,弹子大,非时含一丸,咽津。

《广五行记》云:永徽中绛州僧病噎不下食,告弟子:吾死之后,便可开吾胸喉,视有何物。言终而卒。弟子依言,而开视胸中，得一物形似鱼，而有两头，遍体是肉鳞，弟子置器中，跳跃不止，戏以诸味，皆随化尽。时夏中，蓝多作淀，有一僧以淀置器中，此虫遂绕器中走，须臾化为水。

治卒诸杂物鲠不下方第五十

食诸鱼骨鲠

以鱼骨于头上，立即愈。下云謦咳即出。

又方，小嚼薤白令柔，以绳系中，持绳端，吞薤到鲠处，引之，鲠当随出。

疗骨鲠

仍取所余者骨，左右手反覆掷背后，立出。

杂物鲠方

解衣带，目窥下部，不下即出。

又方，好蜜，以匕抄，稍稍咽之，令下。

鱼骨鲠在喉中，众法不能去者方

取饴糖，丸如鸡子黄大，吞之，不去又

吞，以渐大作丸，用得效。

附方

《斗门方》治骨鲠。

用鹿角为末，含津咽下，妙。

《外台秘要》疗鲠。

取虎骨为末，水服方寸匕。

又方，蝼蛄脑一物，吞。亦治刺不出，敷之，刺即出。

又方，口称鸬鹚则下。

又，《古今录验》疗鱼鲠骨横喉中，六七日不出。

取鲤鱼鳞、皮，合烧作屑，以水服之则出，未出更服。

《胜金方》治小儿大人一切骨鲠，或竹木签刺喉中不下方。

于腊月中取鳜鱼胆，悬北檐下令干。每鱼鲠，即取一皂子许，以酒煎化，温温呷，若得逆，便吐，骨即随顽涎出。若未吐，更吃温酒，但以吐为妙。酒即随性量力也，若未出，更煎一块子，无不出者。此药但是鲠物在脏腑中，日久痛，黄瘦甚者，服之皆出。若卒求鳜鱼不得，蠡鱼、鲩鱼、鲫鱼俱可，腊月收之甚佳。

孟诜云：人患卒痖。

取杏仁三分（去皮尖，熬，别杵），桂一分。和如泥，取李核，用绵裹含，细细咽之，日五夜三。

治卒误吞诸物及患方第五十一

葛氏，误吞钗方

取薤曝令萎，煮使熟，勿切，食一大束，钗即随出。生麦菜若节缕，皆可用。

误吞钉及箭、金针、钱铁等物方

多食肥羊脂、诸般肥肉等，自裹之，必得出。

吞诸珠珰铁而鲠方

烧弩铜令赤，内水中，饮其汁，立愈。

误吞钱

烧火炭末，服方寸匕，即出。《小品》同。

又方，服蜜三升，即出。

姚氏，食中吞发，绕喉不出方

取梳头发，烧作灰，服一钱匕。

吞环若指驱

烧鹅羽数枚，末，饮之

吞钱

腊月米饧，顿服半升。

又方，浓煎艾汁服，效。

附方

《圣惠方》治误吞银环子、钗子。

以水银半两服之，再服，即出。

又方，治小儿误吞针。

用磁石如枣核大，磨令光，钻作窍，丝穿，令含，针自出。

又方，治小儿误吞铜铁物，在咽喉内不下。

用南烛根，烧，细研，熟水调一钱，下之。

铁相公《箧中方》疗误吞钱。

以磁石枣许大一块，含之立出。

又方，取艾蒿一把，细锉，用水五升，煎取一升，顿服，便下。

又《外台秘要》

取饴糖一斤，渐渐尽食之，环及钗便出。

又《杨氏产乳》

菜耳头一把，以水一升，浸水中，十余度饮水，愈。

《孙用和方》治误吞金银或钱，在腹内不下方。

石灰一杏核大，硫黄一皂子大，同研为末，酒调下，不计时候。

姚氏方治食中误吞发，绕喉不出。

取己头乱发，烧作灰，服一钱匕，水调。

陈藏器云：故锯无毒，主误吞竹木入喉咽，出入不得者，烧令赤，渍酒中，及热饮，并得。

治面疱发秃身臭心惛鄙丑方第五
十二

葛氏疗年少气充,面生疱疮

胡粉、水银、腊月猪脂,和熟研,令水银消散,向暝以粉面,晓拭去,勿水洗,至暝又涂之,三度即差。姚方同。

又方,涂麋脂,即差。

又方,三岁苦酒渍鸡子三宿,软,取白,以涂上。

《隐居效方》疱疮方

黄连、牡蛎各二两。二物捣筛,和水作泥,封疮上,浓汁粉之,神验。

冬葵散

冬葵子、柏子仁、茯苓、瓜瓣各一两。四物为散,食后服方寸匕,日三,酒下之。

疗面及鼻酒皶方

真珠、胡粉、水银分等,猪脂和涂。又,鸬鹚矢和腊月猪脂涂,亦大验,神效。

面多䵟䵩,或似雀卵色者

苦酒煮术,常以拭面,稍稍自去。

又方,新生鸡子一枚,穿去其黄,以朱末一两,内中漆固。别方云:蜡塞,以鸡伏著例,出取涂面,立去而白。又别方,出西王母枕中,陈朝张贵妃常用膏方,鸡子一枚,丹砂二两,末之,仍云安白鸡腹下伏之,余同。鸡子令面皮急而光滑,丹砂发红色,不过五度敷面,面白如玉,光润照人,大佳。

卒病余面如米粉敷者

熬矾石,酒和涂之,姚云不过三度。

又方,白蔹二分,杏仁半分,鸡矢白一分。捣下,以蜜和之,杂水以拭面,良。

疗人头面患疬疡方

雄黄、硫黄、矾石,末,猪脂和涂之。

又方,取生树木孔中蛀汁拭之,末桂,和敷上,日再三。

又方,蛇蜕皮,熬以磨之,数百度,令热,乃弃草中,勿顾。

疗人面体黎黑，肤色粗陋，皮厚状丑

细捣羖羊胫骨，鸡子白和，敷面，干，以白粱①米泔汁洗之，三日如素，神效。

又方，芜菁子二两，杏仁一两，并捣，破栝蒌去子囊，猪胰五具，淳酒和，夜敷之，寒月以为手面膏。别方云：老者少，黑者白。亦可加土瓜根一两，大枣七枚，自②渐白悦。姚方，猪胰五具。神验。

《隐居效验方》面黑令白，去黯方

乌贼鱼骨、细辛、栝蒌、干姜、椒各二两。五物切，以苦酒渍三日，以成炼牛髓二斤煎之，苦酒气尽药成。以粉面，丑人特异鲜好，神妙方。

又，令面白如玉色方

羊脂、狗脂各一升，白芷半升，甘草一尺③，半夏半两，乌喙十四枚。合煎，以白

① 粱：通"粱"，清·朱定声《说文通训定声·壮部》："粱，假借为粱。"《素问·通评虚实论》："肥贵人则高粱之变也。"王冰注："粱，粱字也。"

② 自：道藏本作"日"。

③ 一尺：道藏本作"七尺"。

器成,涂面,二十日即变,兄弟不相识,何
况余人乎?

《传效方》疗化面方

真珠屑、光明砂(并别熟研)、冬瓜陈
仁各二两(亦研),水银四两。以四五重
帛练袋子贮之,铜铛中醋、浆微火煮之一
宿一日,堪用。取水银和面脂,熟研使消,
乃合珠屑、砂并瓜子末,更合调,然后
敷面。

又,疗人面无光润,黑黚及皱,常敷面脂方

细辛、萎蕤、黄芪、薯蓣、白附子、辛
夷、芎䓖、白芷各一两,栝蒌、木兰皮各一
分,成炼猪脂二升。十一物切之,以绵裹,
用少酒渍之一宿,内猪脂煎之七上七下,
别出一片白芷,内煎,候白芷黄色成,去
滓,绞用汁以敷面,千金不传。此膏亦疗
金疮并吐血。

疗人黚,令人面皮薄如舜华方

鹿角尖,取实白处,于平石上以磨之,

稍浓取一大合，干姜一大两，捣，密绢筛，和鹿角汁，搅使调匀，每夜先以暖浆水洗面，软帛拭之，以白蜜涂面，以手拍使蜜尽，手指不粘为尽，然后涂药，平旦还以暖浆水洗，二三七日，颜色惊人。涂药不见风日，慎之。

又，面上暴生䵬方

生杏仁，去皮，捣，以鸡子白和，如煎饼面，入夜洗面，干，涂之，旦以水洗之，立愈。姚方云经宿拭去。

面上皯䵴子化面并疗，仍得光润皮急方

土瓜根捣筛，以浆水和，令调匀，入夜浆水以洗面，涂药，旦复洗之，百日光华射人，夫妻不相识。

葛氏服药取白方

取三树桃花，阴干，末之，食前服方寸匕，日三。姚云并细腰身。

又方，白瓜子中仁五分，白杨皮二分，桃花四分。捣末，食后服方寸匕，日三。

欲白，加瓜子。欲赤，加桃花。三十日面白，五十日手足俱白。又，一方有橘皮三分，无杨皮。

又方，女苑三分，铅丹一分。末，以醋浆服一刀圭，日三服，十日大便黑，十八十九日如漆，二十一日全白，便止，过此太白。其年过三十，难复疗。服药忌五辛。

又方，朱丹五两，桃花三两。末，井朝水服方寸匕，日三服。十日知，二十日太白，小便当出黑汁。

又方，白松脂十分，干地黄九分，干漆五分（熬），附子一分（炮），桂心二分。捣下筛，蜜丸。服十九，日三。诸虫悉出，便肥白。

又方，干姜、桂、甘草分等。末之，且以生鸡子一枚，内一升酒中，搅温，以服方寸匕，十日知，一月白光润。

又方，去黑

羊胆、猪胰、细辛等分。煎三沸，涂面

咽①，旦醋浆洗之。

又方，茯苓、白石脂分等，蜜和涂之，日三度。

服一种药，一月即得肥白方

大豆黄炒，舂如作酱滓，取纯黄一大升，捣筛，炼猪脂和令熟，丸。酒服二十丸，日再，渐加至三四十丸，服尽五升，不出一月，即大能食，肥白。试用之。

疗人须鬓秃落不生长方

麻子仁三升，秦椒二合。置泔汁中一宿，去滓，日一沐，一月长二尺也。

又方，蔓荆子三分，附子二枚。碎，酒七升，合煮，器中封二七日，泽沐，十日长一尺。勿近面上，恐有毛生。

又方，桑白皮，锉三二升，以水淹，煮五六沸，去滓，以洗须鬓，数数为之，即自不落。

又方，麻子仁三升，白桐叶一把。米泔煮五六沸，去滓，以洗之，数之则长。

---

① 咽：疑当作"靥"。四库本无此字。

又方，东行桑根长三尺，中央当甑饭上蒸之，承取两头汁，以涂须鬓，则立愈。

疗须鬓黄方

烧梧桐灰，乳汁和，以涂肤及须鬓，佳。

染发须，白令黑方

醋浆煮豆，漆之，黑如漆色。

又方，先洗须发令净，取石灰、胡粉分等，浆和温，夕卧涂讫，用油衣包裹，明日洗去，便黑，大佳。

又，拔白毛，令黑毛生方

拔去白毛。以好白蜜任孔中，即生黑毛。眉中无毛，亦针挑伤，敷蜜，亦毛生。比见诸人水取石子研丁香汁，拔讫，急手敷孔中，亦即生黑毛。此法大神验。

若头风白屑，检风条中方、脂泽等方，在此篇末。

姚方疗黚

白蜜和茯苓，涂上，满七日，即愈。

又,疗面胡粉刺方

捣生菟丝,绞取汁,涂之,不过三五上。

又,黑面方

牯羊胆、牛胆,淳酒三升,合煮三沸,以涂面,良。

面上恶疮方

黄连、黄柏、胡粉各五两。下筛,以粉面上疮。疮方并出本条中,患,宜检用之。

葛氏疗身体及腋下狐臭方

正旦以小便洗腋下,即不臭。姚云大神验。

又方,烧好矾石,作末,绢囊贮,常以粉腋下。又,用马齿矾石,烧令汁尽,粉之即差。

又方,青木香二两,附子一两,石灰一两。细末,著粉腋中,汁出①,即粉之。姚方有矾石半两,烧。

又方,炊饭及热丸,以拭腋下臭,仍与

---

① 汁出:据前后文义疑当作"汗出"。

犬食之，七日一如此，即差。

又方，煮两鸡子熟，去壳皮，各内腋下，冷，弃三路口，勿反顾，三为之，良。

姚方，取牛脂、胡粉，合椒，以涂腋下，一宿即愈。可三两度作之，则永差。

又，两腋下及手足掌、阴下股里，常汗湿致臭方

干枸杞根、干蔷根、甘草半两，干章陆、胡粉、滑石各一两。六物以苦酒和，涂腋下，当汁出，易衣更涂，不过三敷，便愈。或更发，复涂之。不可多敷，伤人腋。余处亦涂之。

若股内阴下常湿且臭，或作疮者方

但以胡粉一分，粉之，即差。常用验方。

《隐居效方》疗胡臭

鸡舌、藿香、青木香、胡粉各二两。为散，内腋下，绵裹之，常作，差。

令人香方

白芷、薰草、杜若、杜蘅、藁本分等。

蜜丸为丸，但旦服三丸，暮服四丸，二十日足下悉香。云大神验。

又方，瓜子、芎䓖、藁本、当归、杜蘅、细辛各二分，白芷、桂各五分。捣下，食后服方寸匕，日三服。五日口香，一十日肉中皆香，神良。

《小品》又方，甘草、松树根及皮、大枣、甜瓜子。四物分等，末，服方寸匕，日三。二十日觉效，五十日身体并香，百日衣服床帏皆香。姚同。

疗人心孔惛塞，多忘喜误

七月七日，取蜘蛛网着领中，勿令人知，则永不忘也。姚方同。

又方，丁酉日，密自至市买远志，著巾角中还，末服之，勿令人知。姚同。

又方，丙午日，取鳖甲著衣带上，良。

又方，取牛、马、猪、鸡心，干之，末，向日酒服方寸匕，日三，问一知十。

孔子大圣智枕中方，已出在第九卷。姚同。

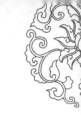

又方，茯苓、茯神、人参五分，远志七分，菖蒲二分。末，服方寸匕，日三夜一服。

又方，章陆花，阴干一百日，捣末，暮水服方寸匕，暮卧思念所欲知事，即于眠中醒悟。

又方，上党人参半斤，七月七日麻勃一升。合捣，蒸使气尽遍，服一刀圭，暮卧，逆知未然之事。

疗人嗜眠喜睡方

马头骨，烧作灰，末，服方寸匕，日三夜一。

又方，父鼠目一枚，烧作屑，鱼膏和，注目外眦，则不肯眠，兼取两目绛囊裹带。

又方，麻黄、术各五分，甘草三分。日中南捣末，服一方寸匕，日三。姚方，人不忘。

菖蒲三分，茯苓五分，伏神、人参各五分，远志七分。末，服方寸匕，日三夜一，五日则知神良。

敷用方,头不光泽,腊泽饰发方

青木香、白芷、零陵香、甘松香、泽兰各一分。用绵裹,酒渍再宿,内油里煎再宿,加腊泽斟量硬软,即火急煎,著少许胡粉、烟脂讫,又缓火煎令粘极,去滓,作梃以饰发,神良。

作香泽涂发方

依腊泽药,内渍油里煎,即用涂发,亦绵裹,煎之。

作手脂法

猪胰一具,白芷、桃仁(碎)各一两,辛夷各二分,冬瓜仁二分,细辛半分,黄瓜、栝蒌仁各三分。以油一大升,煮白芷等二三沸,去滓,接猪胰取尽,乃内冬瓜、桃仁末,合和之,膏成,以涂手掌,即光。

荜豆香藻法

荜豆一升,白附、芎䓖、白芍药、水栝蒌、当陆、桃仁、冬瓜仁各二两。捣筛,和合,先用水洗手面,然后敷药粉饰之也。

六味薰衣香方

沉香一片，麝香一两，苏合香（蜜涂微火炙，少令变色），白胶香一两。捣沉香令破如大豆粒，丁香一两亦别捣，令作三两段，捣余香讫，蜜和为炷，烧之，若薰衣著半两许。又，藿香一两，佳。

葛氏，既有膏敷面染发等方，故疏脂泽等法，亦粉饰之所要云。

发生方

蔓荆子三分，附子二枚，生用，并碎之，二物以酒七升和，内瓷器中封闭，经二七日药成。先以灰汁净洗须发，痛拭干，取乌鸡脂揩，一日三遍，凡经七日，然后以药涂，日三四遍，四十日长一尺，余处则勿涂。

附方

《肘后方》姚氏疗黚。

茯苓，末，白蜜和涂上，满七日，即愈。

又方，疗面多䵟䵳如雀卵色。

以羖羊胆一枚，酒二升，合煮三沸，以

涂拭之，日三度，差。

《千金方》治血䵟面皱。

取蔓菁子烂研，入常用面脂中，良。

崔元亮《海上方》灭瘢膏。

以黄矾石（烧令汁出）、胡粉（炒令黄）各八分，惟须细研，以腊月猪脂和，更研如泥，先取生布揩令痛，则用药涂，五度。又取鹰屎白、燕窠中草烧作灰等分，和人乳涂之，其瘢自灭，肉平如故。

又方，治面䵟黑子。

取李核中人，去皮细研，以鸡子白和如稀饧，涂，至晚每以淡浆洗之，后涂胡粉，不过五六日，有神。慎风。

《孙真人食忌》去靥子。

取石灰，炭上熬令热，插糯米于灰上，候米化，即取米点之。

《外台秘要》救急去黑子方。

夜以暖浆水洗面，以布揩黑子令赤痛，水研白檀香，取浓汁以涂之，旦又复以浆水洗面，仍以鹰粪粉黑子。

又，令面生光方。

以蜜陀僧用乳煎，涂面佳。兼治黵
鼻疱。

《圣惠方》治鼾黯斑点方。

用蜜陀僧二两，细研，以人乳汁调，涂
面，每夜用之。

又方，治黑痣生于身面上。

用藜芦灰五两，水一大碗，淋灰汁于
铜器中贮，以重汤煮，令如黑膏。以针微
拨破痣处，点之良。不过三遍，神验。

又方，生眉毛。

用七月乌麻花，阴干为末，生乌麻油
浸，每夜敷之。

《千金翼》老人令面光泽方。

大猪蹄一具，洗净，理如食法，煮浆如
胶，夜以涂面，晓以浆水洗面，皮急矣。

《谭氏小儿方》疗豆疮瘢面靥。

以蜜陀僧细研，水调，夜涂之，明旦洗
去，平复矣。

有治瘑癣三方，具风条中。

《千金方》治诸腋臭。

伏龙肝，浇作泥，敷之立差。

《外台秘要》治狐臭，若股内阴下恒湿臭，或作疮。

青木香，好醋浸，致腋下夹之，即愈。

又，生狐臭。

以三年酽醋，和石灰敷之。

《经验方》善治狐臭。

用生姜涂腋下，绝根本。

又方，乌髭鬓，驻颜色，壮筋骨，明耳目，除风气，润肌肤，久服令人轻健。

苍术不计多少，用米泔水浸三两日，逐日换水。候满日即出，刮去黑皮，切作片子，暴干，用慢火炒令黄色，细捣末，每一斤末，用蒸过茯苓半斤，炼蜜为丸，如梧桐子大。空心、卧时温熟水下十五丸，别用术末六两，甘草末一两，拌和匀，作汤点之下术丸，妙。忌桃、李、雀、蛤及三白。

《千金方》治发落不生，令长。

麻子一升，熬黑压油，以敷头，长

发，妙。

又，治发不生。

以羊屎灰，淋取汁洗之，三日一洗，不过十度即生。

又，治眉发髭落。

石灰三升，以水拌匀，焰火炒令焦，以绢袋贮，使好酒一斗渍之，密封，冬十四日，春秋七日，取服一合，常令酒气相接。严云百日，即新髭发生不落。

《孙真人食忌》生发方。

取侧柏叶，阴干作末，和油涂之。

又方，令发鬓乌黑。

醋煮大豆黑者，去豆，煎令稠，敷发。

又方，治头秃。

芜菁子，末，酢和敷之，日三。

《梅师方》治年少发白，拔去白发。

以白蜜涂毛孔中，即生黑者。发不生，取梧桐子捣汁涂上，必生黑者。

《千金翼》疗发黄。

熊脂涂发，梳之散，头入床底伏地一

食顷即出,便尽黑,不过一升脂,验。

《杨氏产乳》疗白秃疮,及发中生癣。

取熊白,敷之。

又,疗秃疮。

取虎膏,涂之。

《圣惠方》治白秃。

以白鸽粪,捣,细罗为散,先以醋米泔洗了,敷之立差。

又,治头赤秃。

用白马蹄烧灰,末,以腊月猪脂和敷之。

《简要济众》治头疮。

大笋壳叶,烧为灰,量疮大小,用灰调生油敷。入少腻粉,佳。

卷之七

治为熊虎爪牙所伤毒痛方第五十三

葛氏方

烧青布以薰疮口，毒即出，仍煮葛根令浓，以洗疮，捣干葛根末，以煮葛根汁服方寸匕，日五夜一，则佳。

又方，嚼粟涂之。姚同。

又，煮生铁令有味，以洗疮上。姚同。

凡猛兽毒虫皆受人禁气，将入山草，宜先禁之，其经术云：

到山下先闭气三十五息，存①神仙将虎来到吾前，乃存吾肺中，有白帝出，把虎两目塞吾下部，又乃吐肺气，白②通冠一山林之上，于是良久。又闭气三十五息，

---

① 存:《外台》作"所在"。

② 白:《外台》作"上自"。

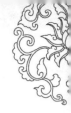

两手捻都监目作三步，步皆以右足在前，
乃止。祝曰：李耳，李耳，图汝非李耳耶，
汝盗黄帝之犬，黄帝教我问汝，汝答之云
何。毕，便行。一山之虎不可得见。若逢
之者，目向立①，大张左手五指，侧之极
势，跳手上下三度，于跳中大唤咄虎：北斗
君使②汝去。虎即走。止宿亦先四向如
此。又，烧牛、羊角，虎亦不敢近人。又，
捣雄黄、紫石，缝囊贮而带之。

附方

《梅师方》治虎伤人疮。

但饮酒，常令大醉，当吐毛出。

治卒有猘犬凡所咬毒方第五十四

疗猘犬咬人方

先嗍却恶血，灸疮中十壮，明日以去，
日灸一壮，满百乃止。姚云忌酒。

---

① 目向立：《外台》作"因正而立"。

② 使：原脱，据《外台》补。

又云,地榆根,末,服方寸匕,日一二。亦末敷疮上,生根捣敷,佳。

又方,刮虎牙若①虎骨,服一匕。已发如猘犬者,服此药即差。姚同。

又方,仍杀所咬犬,取脑敷之,后不复发。

又方,捣薤汁敷之,又饮一升,日三,疮乃差。

又方,末矾石,内疮中裹之,止疮不坏,速愈,神妙。

又方,头发、猬皮,烧末,水和饮一杯。若或已目赤口噤者,折齿下之。姚云二物等分。

又方,捣地黄汁饮之,并以涂疮,过百度止。

又方,末干姜常服,并以内疮中。

凡猘犬咬人,七日一发,过三七日不发,则脱也,要过百日,乃为大免耳

---

① 若:连词,表示选择关系,相当于"或""或者"。《左传·定公元年》:"若从践土,若从宋,亦唯命。"

每到七日，辄当饮蘸汁三二升，又当终身禁食犬肉、蚕蛹，食此发则不可救矣。疮未差之间，亦忌生物、诸肥腻及冷，但于饭下蒸鱼及就腻气中食便发。不宜饮酒，能过一年乃佳。

若重发疗方

生食蟾蜍鲙①，绝良验。姚同。亦可烧炙食之。不必令其人知，初得啮便为之，则后不发。姚剥作鲙，吞蒜齑下。

又方，捣姜根汁，饮之即差。

又方，服蔓菁汁亦佳。

又，凡犬咬人

取灶中热灰，以粉疮敷之。姚同。

又方，火炙蜡，以灌疮中。姚同。

又方，以头垢少少内疮中，以热牛屎涂之，佳。姚同。

又方，接蓼以敷疮上。

又方，干姜，末，服二匕。姜汁服半

---

① 鲙：《外台》作"脍"。按：鲙，同"脍"，细切肉。《论语·乡党》："食不厌精，脍不厌细。"唐·陆德明释文："脍又作鲙。"

升,亦良。

又方,但依猘犬法弥佳。烧蟾蜍及末矾石,敷之尤佳。

得犬啮者难疗,凡犬食马肉生狂,方

及寻常,忽鼻头燥,眼赤不食,避人藏身,皆欲发狂。便宜枸杞汁煮糜饲之,即不狂。若不肯食糜,以盐伺鼻,便忽涂其鼻,既舐之则欲食矣,神验。

附方

《梅师方》治狂狗咬人。

取桃白皮一握,水三升,煎取一升服。

《食疗》治犬伤人。

杵生杏仁,封之,差。

治卒毒及狐溺棘所毒方第五十五

马嚼人作疮,有毒,肿 ① 热疼痛方

刺鸡冠血,沥著疮中三下。若驳马用雌鸡,草马用雄鸡。姚同。

---

① 肿:原作"种",据《外台》及前后文义改。

又方，灸疮及肿上，差。

若疮久不差者

马鞭梢长二寸，鼠矢二七枚，烧末，膏和敷之，效。

又方，以妇人月经敷上，最良。姚云神效。

人体上先有疮而乘马，马汗若马毛入疮中，或但为马气所蒸，皆致肿痛烦热，入腹则杀人

烧马鞭皮，末，以膏和敷上。

又方，多饮淳酒取醉，即愈。

又，剥死马，马骨伤人手，毒攻欲死方

便取死马腹中屎，涂之即差。姚同。

又方，以手内女人阴中，即愈。有胎者不可，令胎堕。

狐尿棘刺刺人，肿痛欲死方

破鸡搨之，即差。

又方，以热桑灰汁渍，冷复易，取愈。

《小品方》以热蜡著疮中，又烟熏之，令汁出，即便愈。

此狐所尿之木，犹如蛇蚓也。此下有鱼骨伤人。

附方

《图经》云治恶刺及狐尿刺。

捣取蒲公草根茎白汁涂之，惟多涂，立差止。此方出孙思邈《千金方》，其序云：余以正观五年七月十五日夜，以左手中指背触著庭木，至晓，遂患痛不可忍，经十日，痛日深，疮日高大，色如熟小豆色，尝闻长者之论有此方，遂依治之，手下则愈，痛亦除，疮亦即差，未十日而平复。杨炎《南行方》亦著其效云。

效方，治狐尿刺螫痛。

杏仁，细研，煮一两沸，承热以浸螫处，数数易之。

《外台秘要》治剥马被骨刺破，中毒欲死。

取剥马腹中粪，及马尿洗，以粪敷之，大验。绞粪汁饮之，效。

《圣惠方》治马咬人，毒入心。

马齿苋汤食之,差。

《灵苑方》治马汗入疮,肿痛渐甚,宜急疗之,迟则毒深难理。

以生乌头,末,敷疮口,良久有黄水出,立愈。

王氏《博济》治驴涎马汗毒所伤神效。

白矾(飞过)、黄丹(炒令紫色)各等分。相衮合,调贴患处。

治卒青蛙蝮虺众蛇所螫方第五十六

葛氏,竹中青蜂螫人方

雄黄、麝香、干姜分等。捣筛,以射罔和之,著小竹管带之行。急便用敷疮,兼众蛇虺毒之,神良。

又方,破乌鸡,热敷之。

蛇绿色,喜缘树及竹上,大者不过四五尺,皆呼为青条蛇,人中立死。

葛氏,毒蛇螫人方

急掘作坑,以埋疮处,坚筑其上,毒即

入土中，须臾痛缓，乃出。

徐王治蛇毒方

用捣地榆根绞取汁饮，兼以渍疮。

又方，捣小蒜饮汁，以滓敷疮上。

又方，猪耳垢著疮中，牛耳中垢亦可用之，良。

又方，嚼盐唾上讫，灸三壮，复嚼盐，唾之疮上。

又方，捣蘘敷之。

又方，烧蜈蚣，末，以敷疮上。

又方，先以无节竹筒著疮上，熔蜡及蜜等分，灌筒中。无蜜，单蜡亦通。

又方，急且尿疮中，乃拔①向日闭气三步，以刀掘地作小坎，以热汤沃坎中，泥②作丸如梧子大服之，并以少泥泥之疮上，佳。

又方，桂心、栝蒌分等。为末，用小竹筒蜜塞之以带行，卒为蝮蛇咬③，即敷之。

---

① 拔：此下《外台》有一"刀"字。

② 泥：《外台》此上有"取"字。

③ 咬：原阙，据四库本补。

此药疗诸蛇毒，塞不密，则气歇不中用。

一切蛇毒

急灸疮三五壮，则众毒不能行。

蛇毒

捣鬼针草，敷上即定。

又方，荆叶袋贮，薄疮肿上。

又方，以射罔涂肿上，血出乃差。

又方，以合口椒并叶，捣敷之，无不止。

又方，切叶刀，烧赤烙之。

附方

《梅师方》治蛇虺螫人。

以独头蒜、酸草捣绞，敷所咬处。

《广利方》治蛇咬方

取黑豆叶，锉，杵，敷之，日三易，良。

《广济方》治毒蛇啮方。

菰蒋草根灰，取以封之。其草似燕尾也。

《兵部手集》主蛇、蝎、蜘蛛毒。

鸡卵，轻敲一小孔，合咬处，立差。

刘禹锡《传信方》治蛇咬蝎螫。

烧刀子头令赤，以白矾置刀上，看成汁，便热滴咬处，立差。此极神验，得力者数十人，贞元三十二年，有两僧流向南到邓州，俱为蛇啮，令用此法救之。敷药了便发，更无他苦。

治蛇疮败蛇骨刺人入口绕身诸方第五十七

葛氏，凡蛇疮未愈，禁热食，食便发，疗之依初螫人法。

蛇螫人，九窍皆血出方

取虻虫，初食牛马血腹满者二七枚，烧，服之。

此上蛇疮败及洪肿法方。

蛇螫人，牙折入肉中，痛不可堪方

取虾蟆肝以敷上，立出。

又方，先密取荇叶，当其上穿，勿令人见，以再覆疮口上，一时著叶当上穿，穿即折牙出也。

蛇骨刺人毒痛方

以铁精如大豆者，以管吹疮内。姚同。

又方，烧死鼠，捣，敷之疮上。

蛇螫人，疮已合，而余毒在肉中，淫淫痛痒方

取大小蒜各一升，合捣，热汤淋取汁，灌疮中。姚同。

蛇卒绕人不解方

以热汤淋，即解。亦可令就尿之。

蛇入人口中不出方

艾灸蛇尾，即出。若无火，以刀周匝割蛇尾，截令皮断，乃将皮倒脱，即出。《小品》同之。

七八月中，诸蛇毒旺不得泄，皆啮草木即枯死，名为蛇蚖，此物伤人甚于蛇螫，即依蛇之螫法疗之。

附方

《广利方》治蛇咬疮。

暖酒，淋洗疮上，日三易。

《圣惠方》治蛇入口,并入七孔中。

割母猪尾头,沥血滴口中,即出。

治卒入山草禁辟众蛇药术方第五十八

辟众蛇方

同前姚氏仙人入山草法。

辟蛇之药虽多,唯以武都雄黄为上,带一块,上称五两于肘间,则诸蛇毒莫敢犯。他人中者,便磨以疗之。

又,带五蛄黄丸,良。丸有蜈蚣,故方在于备急中,此下有禁法云,不受而行,则无验。

中蛇毒勿渡水,渡水则痛甚于初螫。亦当先存想作大蜈蚣前已随后渡,若乘船渡,不作法,杀人。

入山并不得呼作蛇,皆唤为蛇。中之者,弥宜勿误。

辟蛇法

到处烧羖羊角，令有烟出，蛇^①则去矣。

附方

《广利方》治诸蛇毒螫人欲死，兼辟蛇。

干姜、雄黄等分，同研，用小绢袋贮，系臂上，男左女右，蛇闻药气逆避人，螫毒敷之。

治卒蜈蚣蜘蛛所螫方第五十九

葛氏方

割鸡冠血涂之。

又方，以盐缄疮上，即愈。云蜈蚣去远者，即不复得。

又方，盐热渍之。

又方，嚼大蒜若小蒜或桑树白汁，涂之。亦以麻履底土揩之，良。

———————

① 蛇：原作"地"，据四库本改。

蜈蚣甚啮人，其毒殊轻于蜂，当时小痛而易歇。

蜘蛛毒

生铁衣，醋研取浓汁，涂之。

又，乌麻油和胡粉敷上，干复易，取差。

取羊桃叶，敷之立愈。

附方 蚯蚓、蝼蛄、蚕咬、蠼螋尿及恶虫咬人附

《梅师方》治蜈蚣咬人，痛不止。

独头蒜，摩螫处，痛止。

又，《经验后方》烧鸡屎，酒和敷之，佳。又，取鸡屎和醋敷之。

《圣惠方》治蜈蚣咬方。

用蜗牛擦取汁，滴入咬处。

《兵部手集》治蜘蛛咬，遍身成疮。

取上好春酒饮醉，使人翻不得，一向卧，恐酒毒腐人，须臾，虫于肉中小如米自出。

又《谭氏小儿方》以葱一枝，去尖、头，作孔，将蚯蚓入葱叶中，紧捏两头，勿

泄气，频摇动，即化为水，点咬处，差。

刘禹锡《传信方》治虫豸伤咬。

取大蓝汁一碗，入雄黄、麝香，二物随意看多少，细研，投蓝中，以点咬处，若是毒者，即并细服其汁，神异之极也。昔张员外在剑南为张延赏判官，忽被斑蜘蛛咬项上，一宿，咬有二道赤色，细如箸，绕项上，从胸前下至心经；两宿，头面肿疼，如数升碗大，肚渐肿，几至不救。张相素重荐，因出家资五百千，并荐家财又数百千，募能疗者。忽一人应召云：可治。张相初甚不信，欲验其方，遂令目前合药，其人云：不惜方，当疗人性命耳。遂取大蓝汁一瓷碗，取蜘蛛投之蓝汁，良久方出得汁中，甚困不能动，又别捣蓝汁，加麝香末，更取蜘蛛投之，至汁而死，又更取蓝汁、麝香，复加雄黄和之，更取一蜘蛛投汁中，随化为水。张相及诸人甚异之，遂令点于咬处，两日内悉平愈，但咬处作小疮，痂落如旧。

《经验方》治蜘蛛咬，遍身生丝。

羊乳一升饮之。贞元十年，崔员外从质云：目击有人被蜘蛛咬，腹大如孕妇，其家弃之，乞食于道，有僧遇之，教饮羊乳，未几日而平。

又方，治蚯蚓咬。

浓作盐汤，浸身数遍，差。浙西军将张韶，为此虫所咬，其形如大风[1]，眉须皆落，每夕蚯蚓鸣于体，有僧教以此方，愈。

又方，治蚯蚓虫咬，其形如大风，眉须皆落。

以石灰水浸身，亦良。

《圣惠方》主蛐蟮咬人方。

以鸡屎敷之。

又方，治蝼蛄咬人。

用石灰，醋和涂之。

《广利方》治蚕咬人。

麝香细研，蜜调涂之，差。

《千金方》治蠼螋尿疮。

---

① 大风：原作"风大"，据四库本乙正。

楝树枝皮，烧灰，和猪膏敷之。

又方，杵豉敷之。

又方，以酢和粉敷之。

又方，治蠼螋虫尿人影，著处便令人体病疮，其状如粟粒，累累一聚，惨痛，身中忽有处燥痛如芒刺，亦如刺虫所螫，后细疮瘤作丛，如菜萸子状也，四畔赤，中央有白脓如黍粟，亦令人皮急，举身恶寒壮热，极者连起竟腰胁胸也。治之法，初得，磨犀角涂之，止。

《博物志》治蠼螋虫溺人影，亦随所著作疮。

以鸡肠草汁敷之，良。

《外台秘要》治蠼螋尿疮，绕身匝即死。

以燕巢中土，猪脂、苦酒和敷之。

又方，治蠼螋尿疮。

烧鹿角，末，以苦酒调涂之。

《钱相公方》疗蠼螋尿疮黄水出。

嚼梨叶敷之，干即易。

《胜金方》治蠼螋尿人成疮,初如糁粟,渐大如豆,更大如火烙浆疱①,疼痛至甚。宜速用草茶并腊茶俱可,以生油调,敷上,其痛药至立止,妙。

《圣惠方》治恶虫咬人。

用紫草油涂之。

又方,以酥和盐敷之。

治卒虿螫方第六十

以玉壶丸及五蛄丸,涂其上,并得。其方在备急丸散方中。

又方,取屋雷下土,水和敷之。

治卒蜂所螫方第六十一

蜂螫人

取人尿洗之。

又方,榖树、桑树白汁,涂之,并佳。

又方,刮齿垢涂之。又,破蜘蛛,又②

---

① 疱:原作"庖",形近致误。据四库本改。
② 又:四库本作"及"。

煮蜂房涂之①。烧牛角②灰，苦酒和涂之。又，断葫，揩之。又，嚼青蒿敷之。

附方

《千金方》治蜂螫人。

用露蜂房，末，猪膏和敷之。《杨氏产乳》蜂房煎汤洗，亦得。

又，《外台秘要》挼薄荷贴之，差。

又，《圣惠方》以酥敷之，愈。

沈存中《笔谈》云：处士刘汤，隐居住屋山，尝于斋中见一大蜂窜为蛛网丝缚之，为蜂所螫坠地，俄顷，蛛鼓腹欲裂，徐徐行入草，啮芋梗微破，以疮就啮处磨之。良久，腹渐消，轻躁如故。自后人有为蜂螫者，挼芋梗敷之则愈。

---

① 涂之：《外台》"作洗之"。此下尚有"又烧灰末以膏涂之"八字。

② 牛角：《外台》作"羊角"。

治卒蝎所螫方第六十二

蝎螫人

温汤渍之。

又方，接马苋、大蒜①。又，嚼干姜涂之，佳。

姚方，以冷水渍螫处，即不痛。水微暖便痛，即易水。又，以冷水②渍故布搨之，数易。

新效方，蜀葵花、石榴花、艾心分等，并五月五日午时取，阴干，合捣，和水涂之螫处，立定。二花未定，又鬼针草接汁，敷之立差。又，黄丹醋涂之。又，生乌头，末，唾敷之。嚼干姜涂之。又，射罔封之，温酒渍之，即愈。

---

① 接马苋、大蒜：《外台》作"接马苋菜封之差"。《医心方》作"接马苋涂之。又方，嚼大蒜涂之"。

② 水：原脱，据《外台》补。

附方

《孙真人食忌》主蝎螫。

以矾石一两，醋半升煎之，投矾末于醋中，浸螫处。

又，《胜金方》乌头末少许，头醋调敷之。

又，钱相公《箧中方》取半夏，以水研，涂之立止。

又，《食医心镜》以醋磨附子敷之。

又，《经验方》以驴耳垢敷之，差。崔给事传。

《广利方》治蝎螫人，痛不止方。

楮树白汁，涂之立差。

治中蛊毒方第六十三

葛氏方，疗蛊毒下血方

羖羊皮方三寸（得败鼓亦好），蘘荷叶、苦参、黄连、当归各二两。水七升，煮二升，分三服。一方加犀角、升麻各三两。无蘘荷根，用茜根四两代之，佳。

人有养畜蛊以病人，其诊法

中蛊令人心腹切痛，如有物啮，或吐下血。不即疗之，食人五脏则死矣。欲知蛊与非蛊，当病人唾水中，沉者是，浮者非。《小品》、姚并同。

欲知蛊毒主姓名方

取鼓皮少少①，烧末饮病人，病人须臾自当呼蛊主姓名，可语便去，则便愈。亦见②蛇蜒合作蛊毒，著饮食中，使人得瘕病，此一种积年乃死，疗之各自有药。

又，蘘荷叶，密著病人卧席下，其病人即自呼蛊主姓名也。

疗中蛊毒吐血或下血，皆如烂肝方

茜草根、蘘荷根各三两。哎咀，以水四升，煮取二升，去滓，适寒温，顿服，即愈。又自当呼蛊主姓名。茜草即染绛草也。《小品》并姚方同也。

又方，巴豆一枚（去心、皮，熬），豉三

---

① 少少：《外台》作"一片"。

② 见：道藏本及四库本、《外台》均作"有"。

粒,釜底墨方寸匕。合捣为三丸,一丸当下毒。不可者,更服一丸,即下。

又方,盐一升,淳苦酒和一服,立吐即愈。《小品》同。支方苦酒一升,煮令消,服,愈。

又方,取蚯蚓十四枚,以苦酒三升渍之,蚓死,但服其汁。已死者,皆可活。

又方,苦瓠一枚,水二升,煮取一升,服,立即吐,愈。《小品》同。支方用苦酒一升,煮令消,服,神验。

又方,皂荚三梃(炙,去皮、子),酒五升,渍一宿,去滓,分三服。《小品》同。

疗饮中蛊毒,令人腹内坚痛,面目青黄,淋露骨立,病变无常方

取铁精捣之,细筛,又别捣乌鸡肝以和之,丸如梧子大。服三丸,甚者不过十日,微者即愈。别有铁精方。

又方,猪肝一具,蜜一升,共煎之令熟,分为二十服。秘方。《小品》同。支方分作丸,亦得。

又方,取枣木心,锉得一斛,著釜中淹之,令上有三寸水,煮取二斗,澄取清,微火煎,得五升,宿勿食,旦服五合,则吐蛊毒出。《小品》、姚同之。

又方,雄黄、丹砂、藜芦各一两。捣末,旦以井华水服一刀圭,当下吐蛊虫出。

又方,隐葱草汁,饮一二升。此草桔梗苗,人皆食之。

治蛊已食下部,肚尽肠穿者

取长股虾蟆青背一枚,鸡骨(支方一分),烧为灰,合,内下部令深入。《小品》同。支方屡用大验,姚方亦同。

又方,以猪胆沥内下部中,以绵深导内塞之。

又方,五蛊黄丸最为疗蛊之要,其方在备急条中。

复有自然飞蛊,状如鬼气者,难。

此诸种得真犀、麝香、雄黄,为良药,人带此于身,亦预防之。

姚氏疗中蛊下血如鸡肝，出石余，四脏悉坏，唯心未毁，或鼻破待死方

末桔梗，酒服一匕，日一二。葛氏方也。

支太医有十数传用方

取马兜零根捣末，水服方寸匕，随吐则出，极神验。此物苗似葛蔓，缘柴生，子似橘子。

凡畏已中蛊，欲服甘草汁，宜生煮服之，当吐疾出。若平生预服防蛊毒者，宜熟炙煮服，即内消不令吐，神验。

又方，甘草，炙，每含咽汁。若因食中蛊反毒，即自吐出，极良。常含咽之，永不虑药及蛊毒也。

又有解百毒散，在后药毒条中。

亦疗方，桑白汁一合，服之，须臾吐利，蛊出。

席辩刺史传效二方，云并试用神验

斑蝥虫四枚（去足翅，炙），桃皮（五月初五采取，去黑皮，阴干），大戟。凡三

物并捣，别筛，取斑蝥一分，桃皮、大戟各二分。合和枣核大，以米清饮服之，讫，吐出蛊。一服不差，十日更一服，差。此蛊洪州最多，老媪解疗一人，得缣二十疋，秘方不可传。其子孙犯法，黄花公若于则为都督，因以得之流传，老媪不复得缣。席云已差十余人也。

又方，羖羊皮方寸匕，蘘荷根四两，苦参、黄连各二两，当归、犀角、升麻各三两。七物以水九升，煮取三升，分三服，蛊即出。席云曾与一人服，应时吐蜂儿数升，即差。此是姚大夫方。

附方

《千金翼方》疗蛊毒。

以槲木北阴白皮一大握，长五寸，以水三升，煮取一升，空腹分服，即吐蛊出也。

又，治蛊毒下血。

猬皮，烧，末，水服方寸匕，当吐蛊毒。

《外台秘要》救急治蛊。

以白鸽毛、粪烧灰，饮和服之。

《杨氏产乳》疗中蛊毒。

生玳瑁，以水磨如浓饮，服一盏，自解。

《圣惠方》治小儿中蛊，下血欲死。

捣青蓝汁，频频服半合。

治卒中溪毒方第六十四

姚氏中水毒秘方

取水萍曝干，以酒服方寸匕，差止。又云：中水病，手足指冷，即是。若暖，非也。其冷或一寸，极或竟指。未过肘膝一寸浅，至于肘膝为剧。

葛氏，水毒中人，一名中溪，一名中洒东人呼为苏骇切，一名水病，似射工而无物。其诊法：

初得之恶寒，头微痛，目注疼，心中烦懊，四肢振淅①，骨节皆强，筋急②，但欲

---

① 淅：原作"浙"，形误。据四库本改。《外台》作"㑊"。

② 筋急：此下《外台》有"两膝痛，或翕翕而热"八字。

睡,旦醒暮剧,手逆冷①,三日则复②生虫,食下疮,不痛不痒不冷③,人觉视之乃知。不即疗,过六七日,下部脓溃,虫食五脏,热极烦毒,注下不禁。八九日,良医不能疗。觉得,急当深视下部。若有疮,正赤如截肉者,为阳毒,最急。若疮如蠡鱼齿者,为阴毒,犹小缓。要皆煞人,不过二十日。欲知是中水毒,当作数升汤,以小蒜五寸,吹咀,投汤中,莫令大热,热即无力,掠去滓,适寒温以浴,若身体发赤斑纹者是也④。又无异证⑤,当以他病疗之也。

病中水毒方

取梅若⑥桃叶,捣,绞汁三升许,以少水解为饮之。姚云:小儿不能饮,以汁敷

---

① 手逆冷:《外台》作"手足逆冷至肘膝"。

② 复:《外台》作"腹"。

③ 不冷:《外台》作"不令",连下读。

④ 是也:原脱,据《外台》补。

⑤ 又无异证:《外台》作"其无者,非也"。

⑥ 若:连词,表示选择关系,相当于"或""或者"。

乳头与之。

又方，常思草，捣绞，饮汁一二升，并以绵染寸中，以导下部，日三过，即差。

又方，捣蓝青汁，以少水和涂之，头面身体令匝。

又方，取梨叶一把，熟捣，以酒一杯和绞，服之，不过三。

又方，取蛇莓草根，捣作末，服之，并以导下部，亦可饮汁一二升。夏月常行①，欲入水浴，先以少末投水中流②，更无所畏。又辟射工，家中虽以器贮水浴，亦宜少末投水中，大佳。

今东间诸山县，无不病溪毒，春月皆得，亦如伤寒，呼为溪温，未必是射工辈，亦尽患疮痢，但寒热烦疼不解，便致死耳。方家用药与伤寒温疾相似，令施其单法。

五加根烧末，酒若浆水饮之。荆叶汁，佳。千金不传，秘之。

① 夏月常行：《外台》此下有"多赍此屑"四字。

② 中流：《外台》作"上流"。

又方,密取蓼,捣汁,饮一二合。又以涂身令周匝。

取牛膝茎一把,水酒共一杯,渍,绞取汁饮之,日三。雄牛膝,茎紫色者是也。

若下部生疮,已决洞者

秫米一升,盐五升,水一石,煮作糜,坐中,即差。

又方,桃皮、叶,熟捣,水渍令浓,去滓,著盆中坐渍之,有虫出。

又方,皂荚,烧,末,绵裹导之,亦佳。

又,服牡丹方寸匕,日三服。

治卒中射工水弩毒方第六十五

江南有射工毒虫,一名短狐,一名蜮,常在山间水中,人行及水浴,此虫口中横骨角弩,唧以射人形影则病。其诊法:

初得或如伤寒,或似中恶,或口不能语,或恶寒热,四肢拘急,旦可暮剧,困者三日,齿间血出,不疗即死。其中人有四种,初觉则遍身体视之,其一种正黑如墨

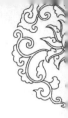

子，而绕^①四边突赤，以衣被^②犯之，如刺状。其一种作疮，疮久即穿陷。一种突起如石痈状^③。其一种如火灼人肉，燥起作疮，此种最急，并皆煞人。居此毒之^④地，天大雨，或逐人行潦，流入人家而射人。又当养鹅鸭，鹅见即^⑤食。人^⑥行将纯白鹅以辟之，白鸭亦善。带好生犀角^⑦，佳也。

若见身中有此四种疮处，便急疗之

急周绕遍，去此疮边一寸，辄灸一处百壮，疮亦百壮，则差^⑧。

又方，赤苋茎、叶，捣绞，取汁饮之，以滓敷之。姚云服七合，日四五服。

又方，胡蒜，令敷以搨疮上，灸蒜上千

① 绕：此上《外台》有一"皮"字。
② 突赤，从衣被：原阙，据《外台》补。
③ 痈状：原阙，据《外台》补。
④ 此毒之：原阙，据《外台》补。
⑤ 鹅见即：原阙，据《外台》补。
⑥ 人：《外台》作"船"。
⑦ 生犀角：《外台》作"生金、犀角、麝香"。
⑧ 差：原阙，据道藏本补。

壮,差。

又方,白鸡矢白者二枚,以小饧和调,以涂疮上。

又方,鼠妇虫、豉各七合,巴豆三枚（去心）,合猪脂,但以此药涂之。

又方,取水上浮走豉母虫一枚,置口中便差。云此虫正黑如大豆,浮水上相游者。

又方,取皂荚一梃,尺二者,槌碎,苦酒一升,煎如饧,去滓,敷之痛处,差。

又方,马齿苋,捣,饮汁一升,滓敷疮上,日四五遍,则良验。

又方,升麻、乌翣各二两。水三升,煮取一升,尽服之,滓敷疮上,不差更作。姚同,更加犀角二两。

云此虫含沙射人影便病,欲渡水,先以石投之,口边角弩发矢,言口息两角能屈伸。冬月则蛰。有一长角横在口前,弩檐临其角端,曲如上弩,以气为矢,用水势以射人,人中之便不能语,余状如葛氏所说。

治卒中沙虱毒方第六十六

山水间多有沙虱甚细，略不可见，人入水浴，及以水澡浴，此虫在水中著人身，及阴天雨行草中，亦著人，便钻入皮里。其诊法：

初得之皮上正赤，如小豆、黍米、粟粒，以手摩赤上，痛如刺，三日之后，令百节强，疼痛寒热，赤上发疮，此虫渐入至骨则杀人。自有山涧浴毕，当以布拭身数遍，以故帛拭之一度，乃敷粉之也。

又，疗沙虱毒方

以大蒜十片，著热灰中，温之令热，断蒜及热柱疮上，尽十片，复以艾灸疮上，七壮则良。

又方，斑蝥二枚，熬一枚，末服之，烧一枚，令绝烟，末以敷疮上，即差。

又，以射罔敷之，佳。

又方，生麝香、大蒜合捣，以羊脂和，

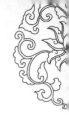

著小筒子中带之行。今东间水无不有此，浴竟中拭，燥燥如芒毛针刺，熟看见，则以竹叶抄挑去之。

比见岭南人初有此者，即以茅叶茗茗刮去，及小伤皮则为佳，仍数涂苦苣菜汁，佳。

已深者，针挑取虫子，正如疥虫，著爪上映光方见行动也。若挑得，便就上灸三四壮，则虫死病除。

若觉犹愊愊，见是其已太深，便应依土俗作方术拂出，乃用诸汤药以浴，皆得一二升沙出，沙出①都尽乃止。亦依此方并杂用前中②溪毒及射工法急救，七日中宜差。不尔，则仍有飞虫□□□，啖人心脏，便死，慎不可轻。

---

① 皆得一二升沙出，沙出：原作"皆得一二升出"。据《外台》改。

② 用前中：原脱：据《外台》补。

治卒服药过剂烦闷方第六十七

服药过剂烦闷,及中毒多烦闷欲死方

刮东壁土少少,以水一二升和饮之,良。

又方,于屋霤下作坎,方二尺,深三尺,以水七升,灌坎中,以物扬之,令沫出,取一升饮之,未解更作。

又方,捣蓝取汁,服数升。无蓝,只洗青绢,取汁饮,亦得。

服药失度,心中苦烦方

饮生葛根汁,大良。无生者,干葛为末,水服五合,亦可煮服之。

又方,吞鸡子黄数枚,即愈。不差,更作。

服石药过剂者

白鸭屎,末,和水调服之,差。

又方,大黄三两,芒硝二两,生地黄汁五升,煮取三升,分三服,得下便愈。

若卒服药，吐不止者

饮新汲水一升，即止。

若药中有巴豆，下痢不止方

末干姜、黄连，服方寸匕，差。

又方，煮豆汁一升服之，差。

附方

《外台秘要》治服药过剂，及中毒烦闷欲死。

烧犀角，末，水服方寸匕。

治卒中诸药毒救解方第六十八

治食野葛已死方

以物开口，取鸡子三枚，和以吞之，须臾吐野葛出。

又方，温猪脂一升，饮之。

又方，取生鸭就口断鸭头，以血沥口中，入咽则活。若口不可开者，取大竹筒，洞节，以头注其胁，取冷水竹筒中，数易水，须臾口开，则可得下药。若人多者，两胁及脐中各与筒，甚佳。

又方，多饮甘草汁，佳。

姚方，中诸毒药及野葛已死方

新小便，和人屎绞取汁一升，顿服，入腹即活。解诸毒，无过此汁。

中酖毒已死者

粉三合，水三升，和饮之。口噤，以竹管强开灌之。

中射罔毒

蓝汁、大豆、猪犬血，并解之。

中狼毒毒

以蓝汁解之。

中狼葵毒

以葵根汁解之。

中藜芦毒

以雄黄、葱汁，并可解之。

中踯躅毒

以栀子汁解之。

中巴豆毒

黄连、小豆、藿汁、大豆汁，并可解之。

中雄黄毒

以防己汁解之。

中蜀椒毒，中蜈蚣毒

二毒，桑汁煮桑根汁，并解之。

中矾石毒

以大豆汁解之。

中芫花毒

以防风、甘草、桂，并解之。

中半夏毒

以生姜汁、干姜，并解之。

中附子、乌头毒

大豆汁、远志汁，并可解之。

中杏仁毒

以蓝子汁解之。

食金已死者

取鸡屎半升，水淋得一升，饮之，日三服。

又方，吞水银二两，即裹金出，少者一两，亦足。

姚云：一服一两，三度服之，扶坐与

之,令入腹,即活。

又方,鸭血及鸡子亦解之。

今取一种,而兼解众毒

取甘草,哎咀,浓煮,多饮其汁,并多食葱中涕,并佳。

又方,煮大豆,令涌,多饮其汁。无大豆,豉亦佳。

又方,蓝青蓝子,亦通解诸毒,常预畜之。

又方,煮荠苨,令浓饮一二升,秘方。卒无可煮,嚼食之。亦可作散服之。此药在诸药中,诸药则皆验①。

又方,凡煮此药汁解毒者,不可热饮之,诸毒得热更甚,宜使小冷为良。

席②辩刺史云:岭南俚人毒,皆因食得之,多不即觉,渐不能食,或更心中渐胀,并背急闷,先寒似瘴。

微觉,即急取一片白银含之,一宿银

---

① 诸药则皆验:《外台》作"并解众毒"。

② 席:原作"带",据四库本改。

变色，即是药也。银青是蓝药，银黄赤是菌药，久久者入眼，眼或青或黄赤，青是蓝药，黄赤是菌药。俚人有解疗者，畏人得知，在外预合①，言三百牛药，或云三百两银药，余久任，以首领亲狎，知其药常用。俚人不识《本草》，乃妄言之，其方并如后也。

初得俚人毒药，且令定方。

生姜四两，甘草三两（炙）。切，以水六升，煮取二升，且服三服，服讫，然后觅药疗之。

疗方

常山四两（切），白盐四钱。以水一斗，渍一宿，以月尽日渍，月一日五更，以土釜煮，勿令奴婢鸡犬见，煮取二升，旦分再服，服了，少时即吐，以铜器贮取，若青色，以杖举五尺不断者，即药未尽，二日后更一剂。席辩曾饮酒得药，月余始觉，首

---

① 合：原脱，据《外台》补。

领梁坟将土常山与为^①,呼为一百头牛药,服之即差。差后二十日,慎毒食,唯有煮饭食之,前后得差凡九人。

又方,黄藤十两,岭南皆有,切,以水一斗,煮取二升,分三服,服讫,毒药内消。若防己,俚人药常服此藤,纵得,自然不发。席云常服之,利小便,亦疗数人。

又方,都淋藤十两,岭南皆有,土人悉知,俚人呼为三百两银,其叶细长,有^②三尺,微藤生。切,以水一斗,和酒二升,煮取三升,分三服,服讫,毒药并逐小便出,十日慎毒食。不差,更服之,即愈。

又方,干蓝实四两,白花藤四两,出隽州者上,不得取野葛同生者。切,以水七升,酒一升,煮取半,空腹顿服之,少闷勿怪。单干蓝捣末,顿服之,亦差。

又,疗腹内诸毒。

都淋藤二两,长三寸,并细锉,酒三

---

① 为:四库本作"治"。

② 有:此下《外台》有一"高"字。

升，合安罂中，密封，以糠火烧四边，烧令三沸，待冷出，温服，常令有酒色，亦无所忌，大效。

若不获已食俚人食者。

先取甘草一寸，炙之后，熟嚼吞之，若食著毒药即吐，便是得药，依前法疗之。席辩云：常囊贮甘草十片以自防。

附方

《胜金方》治一切毒。

以胆子矾，为末，用糯米糊丸，如鸡头实大，以朱砂衣，常以朱砂养之。冷水化一丸服，立差。

《经验方》解药毒上攻，如圣散。

露蜂房、甘草等分，用麸炒令黄色，去麸，为末，水二碗，煎至八分一碗，令温，临卧顿服，明日取下恶物。

《外台秘要》治诸药石后，或热噤多向冷地卧，又不得食诸热面、酒等方。

五加皮二两，以水四升，煮取二升半，候石发之时便服。未定更服。

孙思邈论云：有人中乌头、巴豆毒。

甘草入腹即定。方称大豆解百药毒，尝试之不效，乃加甘草，为甘豆汤，其效更速。

《梅师方》蜀椒闭口者有毒，误食之，便气欲绝，或下白沫，身体冷，急煎桂汁服之，多饮冷水一二升，忽食饮吐浆，煎浓豉汁服之。

《圣惠方》治硫黄忽发气闷。

用羊血，服一合，效。

又方，治射罔在诸肉中有毒，及漏脯毒。

用贝子末，水调半钱服，效。或食面臛毒，亦同用。

《初虞世方》治药毒秘效。

巴豆（去皮，不出油）、马牙硝等分，合研成膏，冷水化一弹子许，服，差。

治食中诸毒方第六十九

蜀椒闭口者有毒，戟人咽，气便欲绝，又令人吐白沫

多饮桂汁若冷水一二升，及多食大蒜，即便愈。慎不可饮热，杀人。比见在中椒毒，含蒜及荠苨，差。

钩吻叶与芥相似，误食之杀人。方

荠苨八两，水六升，煮取三升，服五合，日五服。又云，此非钓吻。

食诸菜中毒，发狂烦闷，吐下欲死方

取鸡屎烧，末，服方寸匕，不解，更服。又，煮葛根饮汁。

莨菪毒

煮甘草汁，捣蓝汁饮，并良。

苦瓠毒

煮黍穰令浓，饮汁数升，佳。

食马肝中毒

取牡鼠屎二七枚，两头尖者是，水和饮之。未解者，更作。

食六畜鸟兽

幞头垢一钱匕,《小品》云起死人。

又,饮豉汁数升,良。

凡物肝脏自不可轻啖,自死者,弥勿食之。

生食肝中毒

捣附子末,服一刀圭,日三服。

肉有箭毒

以蓝汁、大豆,解射罔毒。

食郁肉,谓在密器中经宿者。及漏脯,茅屋汁霑脯为漏脯。此前并有毒

烧人屎,末,酒服方寸匕。

又方,捣薤汁服二三升,各连取,以少水和之。

食黍米中藏脯中毒方

此是郁脯,煮大豆一沸,饮汁数升,即解。兼解诸肉漏毒。

食自死六畜诸肉中毒方

黄柏,末,服方寸匕。未解者,数服。

六畜自死,皆是遭疫。有毒,食之洞

下，亦致坚积，并宜以痢丸下之。

食鱼中毒

浓煮橘皮饮汁。《小品》云冬瓜汁最验。

食猪肉遇冷不消，必成虫癥，下之方

大黄、朴硝各一两，芒硝亦佳，煮取一升，尽服之。若不消，并皮研杏子汤三升和，三服，吐出神验。

食牛肉中毒

煮甘草，饮汁一二升。

食马肉，洞下欲死者

豉二百粒，杏子二十枚。哎咀，蒸之五升饭下，熟，合捣之，再朝服，令尽。

此牛马，皆谓病死者耳。

食鲈鱼肝及鰕鮧鱼中毒

锉芦根，煮汁，饮一二升，良。

解毒

浓煮香苏，饮汁一升。

饮食不知是何毒

依前甘草、荠苨，通疗此毒，皆可以

救之。

食菹菜误①吞水蛭，蛭啖脏血，肠痛，渐黄瘦者

饮牛羊热血一二升许，经一宿，便暖猪脂一升饮之，便下蛭。

食菌遇毒死方

绞人屎汁，饮一升即活。服诸吐痢丸，亦佳。

又，掘地作土浆，服二三升，则良。

误食野芋，欲死

疗同菌法。

凡种芋三年不取，亦成野芋，即杀人也。

附方

《梅师方》治饮食中毒，鱼肉菜等。

苦参三两，以苦酒一升，煎三五沸，去滓，服之，吐出即愈。或取煮犀角汁一升，亦佳。

又方，治食狗肉不消，心下坚，或腹

---

① 误：原作"蜈"，据四本改。

胀，口干，发热妄语，煮芦根饮之。

又方，杏仁一升，去皮，水三升，煎沸，去滓取汁，为三服，下肉为度。

《金匮方》治食蟹中毒。

紫苏，煮汁饮之三升。以子汁饮之，亦治。凡蟹未经霜，多毒。

又，《圣惠方》以生藕汁，或煮干蒜汁，或冬瓜汁，并佳。

又方，治雉肉作臛食之，吐下。

用生犀角，末，方寸匕，新汲水调下，即差。

唐·崔魏公云：铉夜暴亡，有梁新闻之，乃诊之曰：食毒。仆曰：常好食竹鸡。竹鸡①多食半夏苗，必是半夏毒。命生姜擂汁，折齿而灌之，活。

《金匮方》：春秋二时，龙带精入芹菜中，人遇食之为病，发时手青，肚满痛不可忍，作蛟龙病，服硬糖三二升，日二度，吐出如蜥蜴三二个，便差。

---

① 竹鸡：原脱，据四库本补。

《明皇杂录》云：有黄门奉使交广回，周顾谓曰：此人腹中有蛟龙。上惊问黄门曰：卿有疾否？曰：臣驰马大庾岭，时当大热，困且渴，遂饮水，觉腹中坚痞如杯。周遂以硝石及雄黄煮服之，立吐一物，长数寸，大如指，视之鳞甲具，投之水中，俄顷长数尺，复以苦酒沃之，如故，以器覆之，明日已生一龙矣。上甚讶之。

治防避饮食诸毒方第七十

杂鸟兽他物诸忌法

白羊不可杂雄鸡。

羊肝不可合乌梅及椒食。

猪肉不可杂羊肝。

牛肠不可合犬肉。

雄鸡肉不可合生葱菜 ①。

鸡、鸭肉不可合蒜及李子、鳖肉等。

生肝投地，尘芥不著者不可食。

暴脯不肯燥，及火炙不动，并见水而

---

① 菜：《外台》作"芥菜"。

动,并勿食。

鸟兽自死,口不开者,不可食。

水中鱼物诸忌

鱼头有正白连诸脊上,不可食。

鱼无肠胆,及头无鱿勿食。

鱼不合乌鸡肉食。

生鱼目赤,不可作脍。

鱼勿合小豆藿。

青鱼鲊不可合生胡荽。

鳖目凹者不可食。

鳖肉不可合鸡鸭子及赤苋菜食之。

妊娠者不可食鲙鱼。

杂果菜诸忌

李子不可合鸡子及临水食之。

五月五日不可食生菜。

病人不可食生胡芥菜。

妊娠勿食桑椹并鸭子、巴豆藿。

羹半夏、菖蒲、羊肉、细辛、桔梗忌菜。

甘草忌菘菜。

牡丹忌胡荽。

常山忌葱。

黄连、桔梗忌猪肉。

茯苓忌大醋。

天门冬忌鲤鱼。

附方

《食医心镜》黄帝云：食甜瓜竟食盐，成霍乱。

《孙真人食忌》苍耳合猪肉食，害人。又云：九月勿食被霜瓜，食之令人成反胃病。

治卒饮酒大醉诸病方第七十一

大醉恐腹肠烂

作汤于大器中以渍之，冷复易。

大醉不可安卧，常令摇动转侧。

又，当风席地，及水洗，饮水，最忌于交接也。

饮醉头痛方

刮生竹皮五两，水八升，煮取五升，去

滓,然后合纳鸡子五枚,搅调,更煮再沸,
二三升,服尽。

饮后下痢不止

煮龙骨饮之,亦可末服。

连月饮酒,喉咽烂,舌上生疮

捣大麻子一升,末黄柏二两,以蜜为
丸,服之。

饮酒积热,遂发黄方

鸡子七枚,苦酒渍之,封密器中,纳井
底二宿,当取,各吞二枚[①],枚渐尽愈[②]。

大醉酒,连日烦毒不堪方

蔓青菜并少米熟煮,去滓,冷之便饮,
则良。

又方,生葛根汁一二升。干葛煮饮,
亦得。

欲使难醉,醉则不损人方

捣柏子仁、麻子仁各二合,一服之,乃

---

① 当取,各吞二枚:《外台》作"出当软,取吞
之二三枚"。

② 枚渐尽愈:四库本作"枚尽渐愈"。《外台》
作"渐至尽验"。

以饮酒多二倍。

又方，葛花，并小豆花子，末为散，服三二匕。又，时进葛根饮、枇杷叶饮，并以杂者干蒲、麻子等，皆使饮，而不病人。胡麻亦煞酒。先食盐一匕，后则饮酒，亦倍。

附方

《外台秘要》治酒醉不醒。

九月九日真菊花，末，饮服方寸匕。

又方，断酒，用驴驹衣烧灰，酒服之。

又方，鸬鹚粪灰，水服方寸匕。

《圣惠方》治酒毒，或醉昏闷烦渴，要易醒方。

取柑皮二两，焙干，为末，以三钱匕，水一中盏，煎三五沸，入盐，如茶法服，妙。

又方，治酒醉不醒。

用菘菜子二合，细研，井花水一盏，调为二服。

《千金方》断酒法。

以酒七升著瓶中，朱砂半两，细研，著酒中，紧闭塞瓶口，安猪圈中，任猪摇动，经七日,顿饮之。

又方,正月一日,酒五升,淋碓头杵下,取饮。

又方,治酒病。

豉、葱白各半升,水二升,煮取一升,顿服。

卷之八

治百病备急丸散膏诸要方第七十二①

裴氏五毒神膏，疗中恶暴百病方

雄黄、朱砂、当归、椒各二两，乌头一升，以苦酒渍一宿，猪脂五斤，东面陈芦煎五上五下，绞去滓，内雄黄、朱砂末，搅令相得毕。诸卒百病，温酒服如枣核一枚，不差，更服，得下即除。四肢有病，可摩。痈肿诸病疮，皆摩敷之。夜行及病冒雾露，皆以涂人身中，佳。

《效方》并疗时行温疫，诸毒气，毒恶核，金疮等。

苍梧道士陈元膏疗百病方

当归、天雄、乌头各三两，细辛、芎䓖、

① 七十二：原作"七十"，据文中篇目前后顺序改。

朱砂各二两，干姜、附子、雄黄各二两半，桂心、白芷各一两，松脂八两，生地黄二斤（捣绞取汁）。十三物别捣，雄黄、朱砂为末，余吹咀，以酽苦酒三升，合地黄渍药一宿，取猪脂八斤，微火煎十五沸，白芷黄为度，绞去滓，内雄黄、朱砂末，搅令稠和，密器贮之。腹内病，皆对火摩病上，日两三度，从十日乃至二十日，取病出差止。四肢肥肉、风癗，亦可酒温服之，如杏子大一枚。

主心腹积聚，四肢痹躄，举体风残，百病效方。

华佗虎骨膏，疗百病

虎骨、野葛各三两，附子十五枚（重九两），椒三升，杏仁、巴豆（去心皮）、芎䓖（切）各一升，甘草、细辛各一两，雄黄二两。十物苦酒渍周时，猪脂六斤，微煎三上三下，完附子一枚，视黄为度，绞去滓，乃内雄黄，搅使稠和，密器贮之。百病皆摩敷上，唯不得入眼。若服之，可如枣大，内一合热酒中，须臾后，拔白发，以敷处，即生乌。猪疮毒风肿及马鞍疮等，洗即差，牛领亦然。

莽草膏，疗诸贼风，肿痹，风入五脏恍惚方

莽草一斤，乌头、附子、踯躅各三两。四物切，以水苦酒一升，渍一宿，猪脂四斤，煎三上三下，绞去滓。向火以手摩病上，三百度，应手即差。耳鼻病，可以绵裹塞之。疗诸疥癣、杂疮。

《隐居效验方》云：并疗手脚挛，不得举动，及头恶风，背胁卒痛等。

蛇衔膏，疗痈肿，金疮瘀血，产后血积，耳目诸病，牛领，马鞍疮

蛇衔、大黄、附子、当归、芍药、细辛、黄芩、椒、莽草、独活各一两，薤白十四茎。十一物苦酒淹渍一宿，猪脂三斤，合煎于七星火上，各沸，绞去滓，温酒服如弹丸一枚，日再。病在外，摩敷之。耳以绵裹塞之。目病，如黍米注眦中。其色缃黄，一名缃膏。南①人又用龙衔藤一两,合煎,名为龙衔膏。

神黄膏,疗诸恶疮,头疮,百杂疮方

黄连、黄柏、附子、雄黄、水银、藜芦各一两,胡粉二两。七物细筛,以腊月猪脂一斤,和药调器中,急密塞口,蒸五斗米下,熟出,内水银,又研,令调,密藏之。有诸疮,先以盐汤洗,乃敷上,无不差者。

《隐居效验方》云:此膏涂疮一度即瘥,时人为圣。

青龙五生膏,疗天下杂疮方

丹砂、雄黄、芎䓖、椒、防己各五分,龙胆、梧桐皮、柏皮、青竹茹、桑白皮、蜂房、猬皮各四两蛇蜕皮一具。十三物切,以苦酒浸半月,微火煎少时,乃内腊月猪脂三斤,煎三上三下,去滓。以敷疮上,并服如枣核大,神良。

《隐居效验方》云:主痈疽,痔,恶疮等。

---

① 南:原脱,据四库本补。

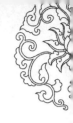

　　以前备急诸方,故是要验,此来积用效者,亦次于后云。

　　扁鹊陷冰丸,疗内胀病,并蛊疰、中恶等,及蜂、百毒、溪毒、射工。

　　雄黄、真丹砂(别研)、矾石(熬)各一两,将生矾石三两半(烧之),鬼臼一两半,蜈蚣一枚(赤足者,小炙)、斑蝥(去翅足)、龙胆、附子(炮)各七枚,藜芦七分(炙),杏仁四十枚(去尖皮,熬)。捣筛,蜜和,捣千杵。腹内胀病,中恶邪气,飞尸游走,皆服二丸如小豆。若积聚坚结,服四丸。取痢,泄下虫蛇五色。若虫注病,中恶邪,飞尸游走,皆服二三丸,以二丸摩痛上。若蛇、蜂百病,若中溪毒、射工,其服者,视强弱大小及病轻重,加减服之。

丹参膏,疗伤寒时行,贼风恶气

　　在外即肢节麻痛,喉咽痹;寒入腹则心急胀满,胸胁痞塞。内则服之,外则摩之。并瘫缓不随,风湿痹不仁,偏枯拘屈,口㖞,耳聋,齿痛,头风,痹肿,脑中风动且痛。若痛、结核漏、瘰疬坚肿未溃，敷之取消。及丹疹诸肿无头，状欲①骨疽者，摩之令消。及恶结核走身中者，风水游肿，亦摩之。其服者，如枣核大，小儿以意减之，日五服，数用之，悉效。

丹参、蒴藋各三两，莽草叶、踯躅花各一两，秦艽、独活、乌头、川椒、连翘、桑白皮、牛膝各二两。十二②物以苦酒五升，油麻③七升，煎令苦酒尽，去滓，用如前法，亦用猪脂同煎之。若是风寒冷毒，可用酒服。若毒热病，但单服。牙齿痛，单服之，仍用绵裹嚼之。比常用猪脂煎药，有小儿耳后瘰子，其坚如骨，已经数月不尽，以帛涂膏贴之二，十日消尽，神效无比。此方出《小品》。

---

① 状欲：原作"欲状"，四库本作"状似"，据此乙正。

② 十二：据文义当作"十一"。

③ 油麻：四库本作"麻油"。

神明白膏，疗百病，中风恶气，头面诸病，青盲，风烂眦鼻，耳聋，寒齿痛，痈肿，疽，痔，金疮，癣疥，悉主之

当归、细辛各三两，吴茱萸、芎䓖、蜀椒、术、前胡、白芷各一两，附子三十枚。九物切，煎猪脂十斤，炭火煎一沸即下，三上三下，白芷黄，膏成，去滓，密贮。看病在内，酒服如弹丸一枚，日三。在外，皆摩敷之。目病，如黍米内两眦中，以目向天风可扇之。疮虫齿，亦得敷之。耳内底着亦疗之。缓风冷者，宜用之。

成膏清麻油十三两（菜油亦得），黄丹七两。二物铁铛文火煎，粗湿柳批篦搅不停，至色黑，加武火，仍以扇扇之，搅不停，烟断绝尽，看渐稠，膏成。煎须净处，勿令鸡犬见。齿疮帖，痔疮服之。

药子一物方

婆罗门，胡名船疏树子，国人名药疗病，唯须细研，勿令粗，皆取其中仁，去皮用之。

疗诸疾病方

辛得吐泻,霍乱,蛊毒,脐下绞痛,赤痢,心腹胀满,宿食不消,蛇螫毒入腹,被毒箭入腹,并服二枚。取药子中仁,暖水二合,研碎服之。疽疮、附骨疽肿、疔疮、痈肿,此四病,量疮肿大小,用药子中仁,暖水碎,和猪胆封上。疬、肿、冷游肿、癣、疮,此五病,用醋研,封上。蛇螫、恶毛、蝎、蜈蚣等螫、沙虱、射工,此六病,用暖水研,赤苋和,封之。妇人难产后,腹中绞痛,及恶露不止,痛中瘀血下,此六病,以一枚,一杯酒研,温服之。带下,暴下,此二病,以粟汁研,温服之。龋虫食齿,细削,内孔中,立愈。其捣末筛,着疮上,甚生[①]肌肉。此法出支家太医本方。

服盐方,疗暴得热病,头痛目眩,并卒心腹痛,及欲霍乱,痰饮宿食,及气满喘息,久下赤白,及积聚吐逆,乏气少力,颜色痿黄,瘴疟,诸风

---

① 生:原作"主",据四库本改。

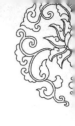

其服法：取上好盐，先以大豆许口中含，勿咽，须臾水当满口，水近齿，更用方寸匕，抄盐内口中，与水一时咽，不尔，或令消尽。喉若久病，长服者至二三月，每旦先服，或吐，或安。击①卒病，可服三方寸匕，取即吐痢，不吐病痢，更加服。新患疟者，即差，心腹痛及满，得吐下，亦佳。久病，每上以心中热为善，三五日亦服，佳。加服，取吐痢，痢不损人，久服大补，奔②豚肾气五石，无不差之病，但恨人不服，不能久取。此疗方不一。《小品》云：卒心痛鬼气，宿食不消，霍乱气满中毒，咸作汤，服一二升，刺便吐之，良。

葛氏常备药

大黄、桂心、甘草、干姜、黄连、椒、术、吴茱萸、熟艾、雄黄、犀角、麝香、菖蒲、人参、芍药、附子、巴豆、半夏、麻黄、柴胡、杏仁、葛根、黄芩、乌头、秦艽等，此等药并应

---

① 击：四库本作"系"。

② 奔：原作"补"，据四库本改。

各少许。

以前诸药，固以大要岭南使用，仍开者，今复疏之，众药并成剂药，自常和合，贮此之备，最先于衣食耳。

常山十四两，蜀漆，石膏一斤，阿胶七两，牡蛎、朱砂、大青各七两，鳖三枚，鲮鲤甲一斤，乌贼鱼骨，马蔺子一大升，蜀升麻十四两，槟榔五十枚，龙骨，赤石脂，羚羊角三枚，橘皮，独活。其不注两数者各四两，用芒硝一升，良。

成剂药

金牙散、玉壶黄丸、三物备急药、紫雪、丹参、冈草膏、玉黄丸、度瘴散、末散、理中散、痢药、疔肿药，其有侧注者，随得一种为佳。

老君神明白散

术、附子（炮）各二两，乌头（炮）、桔梗二两，细辛一两。捣筛，旦服五方寸匕。若一家有药，则一里无病。带行者，所遇病气皆削。若他人得病者，温酒服一方寸匕,若已四五日者,以散三匕,水三升,煮三沸,服一升,取汗即愈。

常用辟病散

真珠、桂肉各一分,贝母三分,杏仁二分(熬),鸡子白(熬令黄黑)三分。五物捣筛,岁旦服方寸匕。若岁中多病,可月月朔望服。

单行方

南向社中柏东向枝,取曝干,末,服方寸匕①。姚云:疾疫流行预备之,名为柏枝散,服,神良。《删繁方》云:旦,南行见社中柏,即便收取之。

断温病令不相染方

熬豉,新米酒渍,常服之。

《小品》正朝屠苏酒法,令人不病温疫。

大黄五分,川椒五分,术②、桂各三分,桔梗四分,乌头一分,拔楔二分。七物

---

① 匕:原脱,据四库本补。

② 术:原作"水",据道藏本及四库本改。

细切，以绢囊贮之，十二月晦日正中时，悬置井中至泥，正晓拜庆前出之，正旦取药置酒中，屠苏饮之。于东向，药置井中，能迎岁，可世无此病。此华佗法，武帝有方验中，从小至大，少随所堪，一人饮，一家无患，饮药三朝。一方，有防风一两。

姚大夫辟温病粉身方

芎䓖、白芷、藁本。三物等分，下筛，内粉中，以涂粉于身，大良。

附方

张仲景三物备急方，司空裴秀为散，用疗心腹诸疾，卒暴百病。

用大黄、干姜、巴豆各一两（须精新好者）。捣筛，蜜和，更捣一千杵，丸如小豆。服三丸，老小斟量之，为散不及丸也。若中恶客忤，心腹胀满，卒痛如锥刀刺痛，气急口噤，停尸卒死者，以暖水若酒服之。若不下，捧头起，灌令下喉，须臾差。未知，更与三丸，腹当鸣转，即吐下，便愈。若口已噤，亦须折齿灌之，药入喉即瘥。

崔氏《海上方》云：威灵仙去众风，通十二经脉，此药朝服暮效，疏宣五脏冷脓、宿水变病，微利不泻人，服此四肢轻健，手足温暖，并得清凉。时商州有人患重足不履地，经十年不瘥。忽遇新罗僧，见云：此疾有药可理。遂入山求之，遣服数日，平复后，留此药名而去。此药治丈夫妇人中风不语，手足不随，口眼㖞斜，筋骨节风，胎风，头风，暗风，心风，风狂人。伤寒头痛，鼻清涕，服经二度，伤寒即止。头旋目眩，白癜风，极治大风，皮肤风痒，大毒热毒，风疮。深治劳疾，连腰骨节风，绕腕风，言语涩滞，痰积。宣通五脏，腹内宿滞，心头痰水，膀胱宿脓，口中涎水，好吃茶渍，手足顽痹，冷热气壅，腰膝疼痛，久立不得，浮气瘴气，憎寒壮热，头痛尤甚，攻耳成脓而聋，又冲眼赤。大小肠秘，服此立通，饮食即住。黄疸，黑疸，面无颜色，瘰疬遍项，产后秘涩，暨腰痛，曾经损坠。心痛，注气，膈气，冷气攻冲。肾脏风雍，腹肚胀满，头面浮肿，注毒脾肺气，痰热咳嗽气急，坐卧不安，疥癣等疮，妇人月水不来，动经多日，血气冲心，阴汗，盗汗，鼪臭秽甚，气息不堪。勤服威灵仙，更用热汤尽日频洗，朝涂。若唾，若治鼪臭，药自涂身上，内外涂之，当得平愈。孩子无辜，令母含药灌之。痔疾秘涩，气痢绞结，并皆治之。威灵仙一味，洗焙为末，以好酒和，令微湿，入在竹筒内，牢塞口，九蒸九曝，如干，添酒重洒之，以白蜜和为丸，如桐子大，每服二十至三十丸，汤酒下。

《千金方》当以五月五日午时，附地刈取菜耳叶，洗，曝燥，捣下筛，酒若浆水服方寸匕，日三夜三。散若吐逆，可蜜和为丸，准计一方匕数也。风轻易治者，日再服。若身体有风处，皆作粟肌出，或如麻豆粒，此为风毒出也，可以针刺溃去之，皆黄汁出乃止。五月五日，多取阴干，著大瓮中，稍取用之。此草辟恶，若欲省病省疾者，便服之，令人无所畏。若时气不和,举家服之。若病胃胀满,心闷发热,即服之。并杀三虫,肠痔,能进食。一周年服之,佳。七月七、九月九,可采用。

治牛马六畜水谷疫疠诸病方第七十三

治马热蚘①颡黑汗鼻有脓,哐哐有脓,水草不进方

黄瓜蒌根、贝母、桔梗、小青、栀子仁、吴蓝、款冬花、大黄、白鲜皮、黄芩、郁金各二大两,黄柏、马牙硝各四大两。捣筛,患相当及常要啖,重者药三大两,地黄半斤,豉二合,蔓菁油四合,合斋前啖,至晚饲,大效。

马远行到歇处,良久,与空草,熟刷,刷罢饮,饮竟当饲。

困时与料必病及水谷。

六畜疮焦痂

以面胶封之,即落。

---

① 蚘:四库本作"虫"。

马急黄黑汗

上割取上断讫，取陈久靴爪头，水渍汁，灌口。如不定，用大黄、当归各一两，盐半升，以水三升，煎取半升，分两度灌口。如不定，破尾尖，镵血出，即止，立效。

马起卧，胞转及肠结，此方并主之

细辛、防风、芍药各一两。以盐一升，水五升，煮取二升半，分为二度，灌后、灌前，用芒硝、郁金、寒水石、大青各一两，水五升，煮取二升半，以酒、油各半升，和搅，分二度，灌口中。

马羯骨胀

取四十九根羊蹄烧之，熨骨上，冷易之。如无羊蹄，杨柳枝指粗者，炙熨之，不论数。

饮马以寅午二时，晚少饮之。

啖盐法

盐须干，天须晴，七日，大马一啖一升，小马半升，用长柄杓子深内咽中，令下肥而强水草也。

治马后冷

豉、葱、姜各一两，水五升，煮取半升，和酒灌之，即瘥。

虫颡十年者

酱清如胆者半合，分两度灌鼻，每灌，一两日将息。不得多，多即损马也。

虫颡重者

葶苈子一合（熬令紫色，捣如泥），桑根白皮一大握，大枣二十枚（擘）。水二升，煮药取一升，去滓，入葶苈捣，令调匀，适寒温，灌口中，隔一日又灌，重者不过再，瘥。

虫颡马鼻沫出，梁肿起者，不可治也。

驴马胞转欲死

捣蒜，内小便孔中，深五寸，立瘥。

又，用小儿屎，和水灌口，立瘥。

又方，骑马走上坂用木，腹下来去擦，以手内大孔探却粪，大效。探法：剪却指甲，以油涂手，恐损破马肠。

脊疮

以黄丹敷之，避风，立瘥。

疥

以大豆熬焦，和生油麻[①]捣敷，醋泔净洗。

目晕

以霜后楮叶，细末，一日两度管吹眼中，即瘥。

马蛆蹄

槽下立处，掘一尺，埋鸡子许大圆石子，令常立上，一两日，永差。

疗马嗽方[②]

啖大麻子，净择一升，饲之，治喳及毛焦，大效。

疥

以樗根末，和油麻[③]涂，先以皂荚或米泔净洗之，洗了涂，令中间空少许，放虫出下得，多涂恐疮大。

---

① 油麻：四库本作"麻油"。

② 疗马嗽方：原脱，据《外台》补。

③ 油麻：四库本作"麻油"。

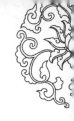

秘疗疥。

以巴豆、腻粉,研油麻^①涂定,洗之,
涂数日后,看更验。

---

① 油麻:四库本作"麻油"。

声　明

　　由于年代久远，在本书的重印过程中，部分点校及审读者未能及时联系到，在此深表歉意。敬请本书的相关点校及审读者在看到本声明后，及时与我社取得联系，我们将按照国家有关规定支付稿酬。

天津科学技术出版社有限公司